了解人體身上所組成的細胞及各種疾病的起因，並從根本去預防，才能真正獲得健康

好的習慣＋好的飲食＋適當的運動＝抗老祕技

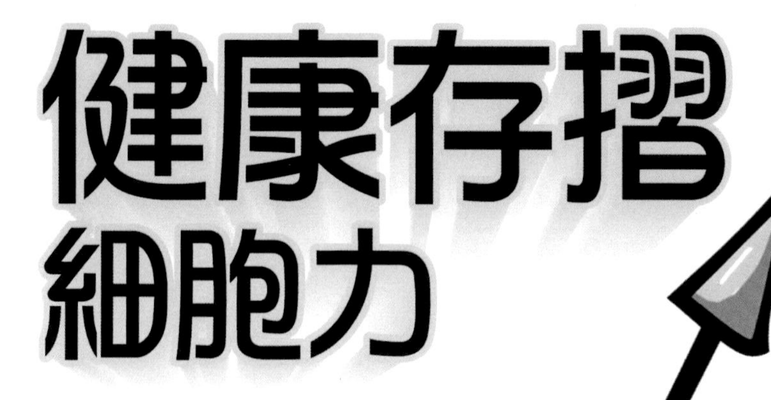

健康存摺細胞力

健康管理的第一本書

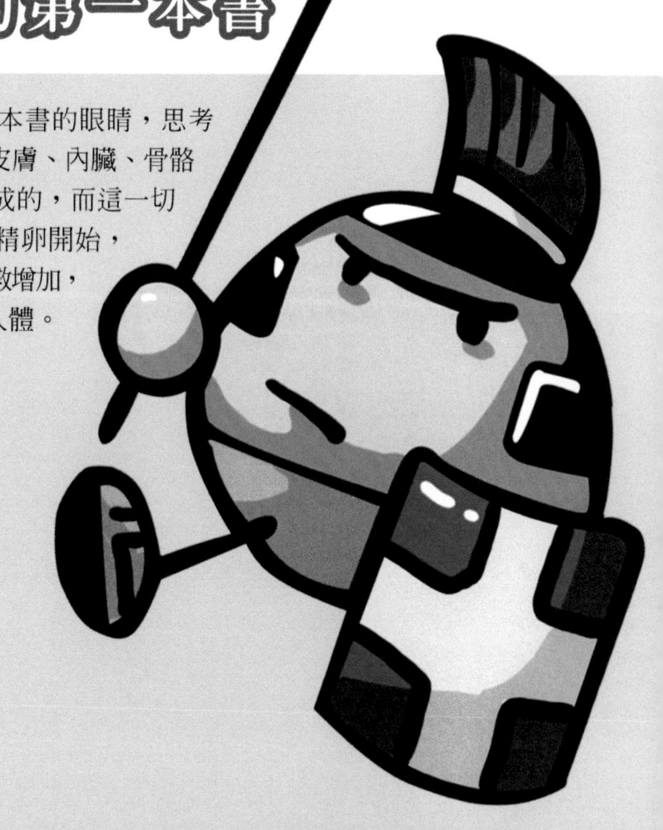

從你拿這本書的手，看這本書的眼睛，思考這本書的大腦以及所有的皮膚、內臟、骨骼等全身上下都是由細胞組成的，而這一切是從精子、卵子結合成受精卵開始，之後經過細胞分裂不斷以倍數增加，最後由約60兆個細胞組成人體。

中華民國全民健康管理協會理事長

賴連金著

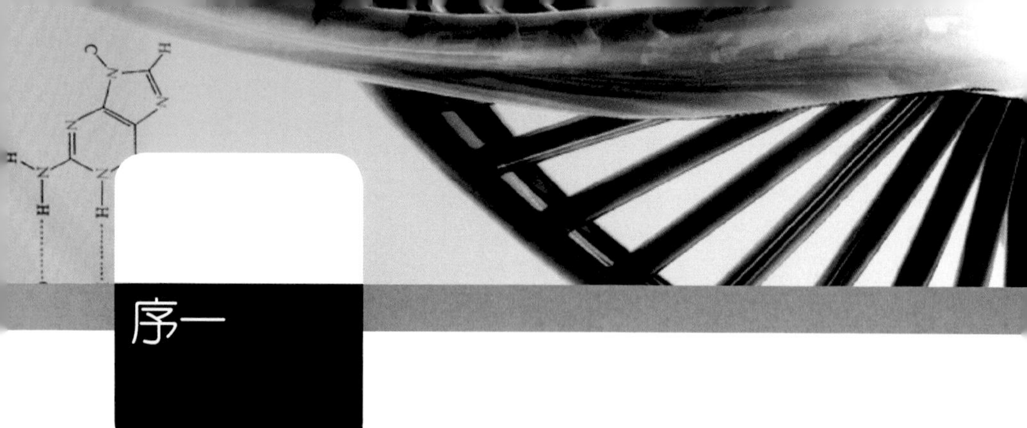

序一

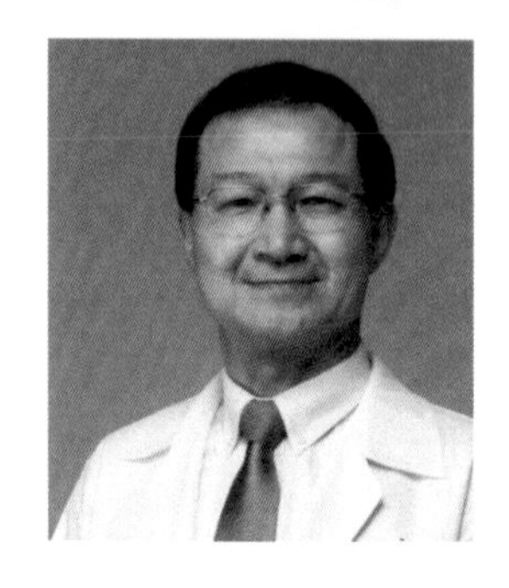

林承箕

台北市完全優整合醫學診所院長

台北中山醫院心臟內科主治醫師

內科專科醫師

心臟內科專科醫師

心臟學會專科指導醫師

美國自然醫學會

自然醫學認證醫師

同類療法認證醫師

臺灣海峽兩岸醫事交流協會

健康促進及產業發展委員會主任委員

前財團法人為恭紀念醫院院長

前三軍總醫院醫務長兼代國防醫學院醫學系系主任

中華民國100年10月19日

細胞與人體的關係就如同國民與國家的關係。若每個國民都能勤奮工作，奉公守法，誠實納稅，這個國家一定強大；同理，若每個細胞都很健康，則組織、器官乃至於整個人體必定健康。

所以人體的健康取決於細胞的健康，而細胞的健康則取決於其所生存的體液環境及所攝取的營養。但大多數現代人生活方式錯誤，不講究營養、不注重保養，亦不重視自我的修養，所以所謂的富貴病、文明病，如心血管疾病、代謝症候群、糖尿病、骨質疏鬆……甚至癌症、精神病，愈來愈多，而以偏重治已病，擅長急性病、傳染病、創傷學、外科手術等……的當代主流西醫似也無太多對症良方。

生病找醫生，健康靠自己！

很高興看到好友賴博士以唸博士學位寫論文的態度，將擔任中華民國全民健康管理協會理事長平日於各地向民眾推廣「健康促進觀念」的演講內容彙集出書。以平實、有趣、易懂的方式，由基本的細胞出發，詳細論及各種常見的生活習慣疾病，最後介紹大家如何踏實的保持並促進自己的健康。輕鬆讀後可增加許多個人健康上自我照顧的醫療常識，值得一讀並據以力行。特為文致敬！致賀！

序二

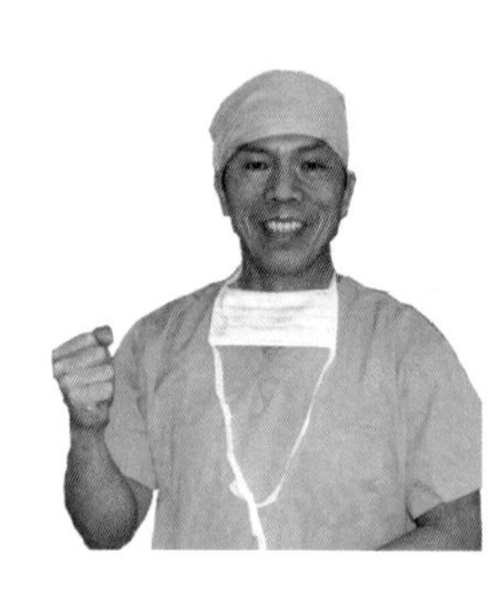

許達夫

現職

許醫師自然診所院長

林口長庚醫學中心神經外科主任

台南奇美醫學中心神經外科主任

台中中山醫學中心神經外科主任

嘉義聖馬爾定醫院醫療副院長

台中市林新醫院醫療副院長

中華民國外科醫學會醫療品質委員

著作

《感謝老天我得了癌症》

《感謝老天我活下來了》

罹癌九年多來，很認真的執行自然療法，自己感覺，每天努力一點點，累積下來，竟然產生身、心、靈之巨大改變。罹患癌症後剛開始我吃方便素，不久就注意起要吃得均衡，之後更進一步講究生機、有機等；甚至會搜集一些有關治療癌症的書籍。在一次偶然的機會當中我看到了「細胞力」一書，這才讓我驚覺出我罹癌的真正原因？

因我個性衝動、每天大魚大肉、不喝水、工作壓力大、大便不順，讓我的直腸細胞長期浸潤在有毒環境裡，為了活命當然只好突變，才導致癌症的發生。也讓我進而了解到細胞的重要性，而這本《健康存摺：細胞力》一書提到的重點即是細胞雖然是人體最小的單位，但它每天都在努力執行它特有的功能，既不偷懶、不罷工，更與其它細胞合作無間，一切以維持生命體正常運作為主要責任，對於人體真的是忠心耿耿。

在學理上及個人經驗，我肯定長期素食不會營養不良，更使身體更健康，但是由於四低一高的素食原則，可能會造成亞麻仁油酸攝取的不足，書中也大力推崇單細胞（Single Cell）的油脂能夠備受矚目的原因，書中分類的非常清楚，讓一般大眾能夠從書中即可獲得有關於細胞油脂（活性亞麻仁油酸）的功效、如何對抗成人病以及現代人最想留住的青春等等；只需透過淺顯易懂的文字及一目了然的圖片，讓從沒深入了解的民眾也可以在短時間之內看懂細胞工程的奧妙所在。而這本《健康存摺：細胞力》一書不僅是可以掌握健康通道的鑰匙，這也是「中華民國全民健康管理協會」理事長賴連金博士，編撰出版並發行以享讀者；更是每個家庭必備的書籍，讓自己更了解自己也能從中習得預防重於治療的觀念；這是值得我們大家看的好書。

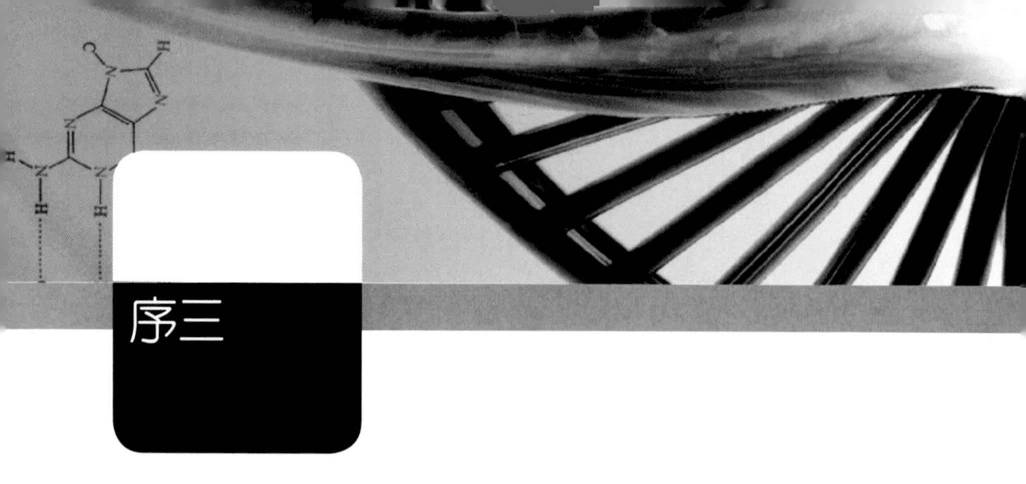

序三

歐陽英

保護細胞 就能與病絕緣

我人在上海，接到了張淑紫秘書長的遠洋電話，就十分開心，又聽說賴連金博士的大作已經完成，即將問世，就更開心了！

賴博士行事嚴謹，這本書想必是字字推敲，句句斟酌。我很早以前就知道賴博士在著手寫這本書了，慢工出細活，終於這本探究細胞的精典公佈了！

我反覆細讀這本書，真是受益良多！尤其在『細胞』的探討上，實在是深入淺出，不僅寫的非常詳細，十分到位，又人人都看得懂。

「細胞」是生命的最小單位，「瞭解細胞」就是延年益壽，保健袪病的最高秘笈，這本書的問世真是大家的福音，從此大家真的可以與疾病絕緣，遠離醫院了！

γ－亞麻仁油酸在我的眾多病友身上，屢屢出現神奇的功效，誠如這本書所敘述的，γ－亞麻仁油酸乃是細胞膜最重要的營養素，細胞膜是保護細胞的牆堡，必須十分堅固，方能阻擋所有病毒、細菌的入侵，而γ－亞麻仁油酸是最優的脂肪酸，能有效強化細胞膜，讓它百毒不侵，很精準地能讓各種營養素進入細胞，而阻擋所有的毒素與病菌，為每一個細胞做強有力的過濾與把關！

只要個個細胞都健康，我們就能天天健康自在，笑口常開！假如細胞膜缺乏營養，十分脆弱，就容易被病毒細菌入侵，酸、痛、腫、癢就會產生，於是百病叢生，苦不堪言，那就度日如年了！

只要詳讀這本書，我們就能掌握生命的終極奧秘，從此懂得呵護細胞，讓自己與親愛的家人都能守住健康，守住幸福！進而分享給周遭的眾親好友，讓大家都能明白養生的第一步就是要「呵護細胞」，期望這本書能夠幫助大家從今以後天天都能丹田有力，走路有風！健健康康地活到120歲！！

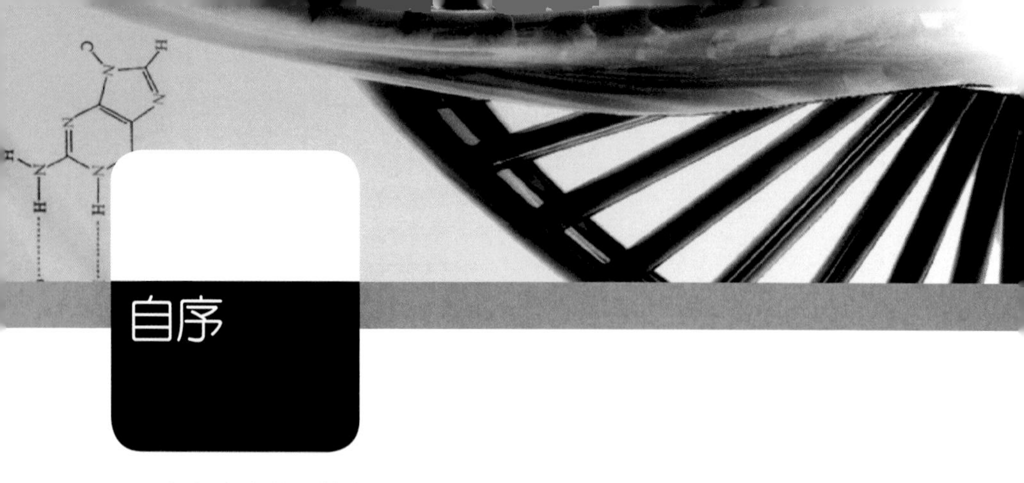

自序

永保青春美麗健康的生活，這是大家的願望與夢想。但是在日常生活上，我們經常可以聽到這樣的話，不論是上了年紀的人或是小朋友也多會說「好累」，我們每天光過日子就已經疲憊不堪，而生活中面對煩惱俯拾皆是。肉體的疲勞是細胞發出的求救訊號，而真正疲勞的就是細胞本身。

您的身體是否存在著稍微工作就感到疲勞的細胞？是否存在著比實際年齡還老的細胞？是否對細胞的老化而擔心？甚至您是否已讓自己身體的細胞生病了呢？細胞之所以感到疲勞，之所以老化，之所以會生病，這是身體的主人給了細胞過多的壓力，受盡了折磨。沒有善待細胞的下場，就是細胞的反抗與異常。喊救命，主人卻聽不見，到非不得已的時候，才以生病的方式發出嚴重的抗議，讓主人知道他受不了了，希望主人能自省，期盼主人不要再虧待它了，否則其後果就是當生病的時候，可能讓感冒也變成致人於死的大病啊！與其怪罪自己身體不好，是不是更應反省自己平日是如何對待您的細胞。

編者旅居日本20餘年，深知日本對預防保健觀念與教育的重視，以及日本人長壽的秘訣竟然是從「喚醒細胞」開始。在留學日本之前接觸醫藥保健，回台灣後成立中華民國全民健康管理協會，多年來一直秉持「救人理念」，夢築「健康管理」，力行「健康推手」為志業。深刻體認到有健康的細胞才有健康的身體，而身體的健康建立在細胞力，而細胞力要靠自己維護營造。並於全省舉辦數百場健康巡迴講座，今年初開始啟動『健康城市』到全省各社區巡迴健康講座活動，積極宣導細胞力與免疫力及健康自我管理。為傳播民眾健康，因此，著手編著本書，為了讓讀者覺得有趣，易懂，書中盡量以生活化方式呈現，深入淺出簡明易懂的方式，將細胞的知識及功能予以解析，深入細胞的世界，探討疾病的原因，及預防保健的對策。不過在字裡行間還是有少部分有點複雜，得用點耐心來閱讀，你將會發現受益良多。

此外，對於細胞營養劑的補充，可攝取活性γ–亞麻仁油酸，它是構成細胞膜的脂肪酸，含有人體所需的必需脂肪酸，能活化細胞、提升免疫力、促進微小血液循環、增加細胞膜的穩定性，並能使血管擴張、血壓降低、預防心血管疾病。許多國際文獻研究發現，活性γ–亞麻仁油酸（Mucor oil 美肌油）是細胞必須使用而不可或缺的必需脂肪酸，它具有調控血液循環、免疫、生殖及皮膚系統的功能。

追求健康是大家期盼的目標與權利，預防保健更是大家的責任，衷心期望本書的推出，能夠傳播健康理念，嘉惠民眾。希望讀者接受它，甚至能達到行為的改變，讓正確的健康概念，落實為良好的生活習慣。最後祝福諸位先進讀者，擁有健康幸福的人生。另對本書尚祈不吝指教。

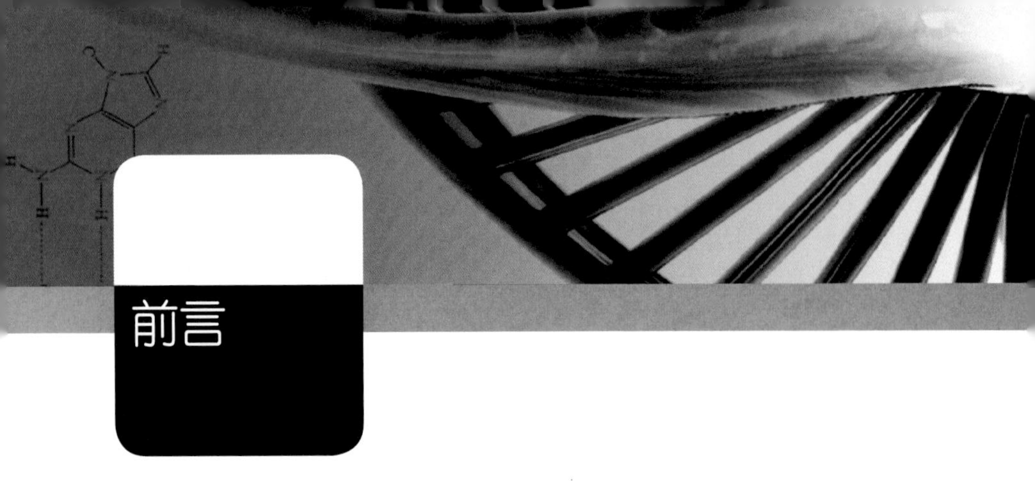

前言

你見過細胞嗎？細胞的長相是什麼樣子，你知道嗎？

想像畫一顆大眼珠，先畫一個大圓圈，接著在裡面畫一個小圓圈，並且在小圈圈裡塗滿灰黑色，然後「細胞」就畫好了！

真的？這麼簡單？沒錯，這就是細胞的「基本構面」，細胞大致上長得就是這樣。一開始最外圈的大圓圈就是細胞膜，裡面的灰黑色小圓圈則是細胞核，最後剩下的其他部分，叫作細胞質。

本書從我們容易忽視的細胞為核心，強調有健康的細胞力才有健康的身體，全書可分為三大主軸，第一部分介紹書中主角——細胞，從你拿這本書的手，看這本書的眼睛，思考這本書的大腦，以及所有的皮膚、內臟、骨骼等全身上下都是由約60兆個細胞所組成的。從認識細胞、善待細胞、傾聽細胞的心聲，到珍愛細胞才能擁有健康娓娓道來。

第二部分為疾病篇，國人健康隨著社會變遷，不良生活型態及環境污染的影響，導致疾病之發生及十大死因，以癌症及慢性病為主。

文中除了介紹相關疾病的因果與預防外，有關疾病的探討與細胞息息相關，透過深入細胞的世界，從細胞的角度看生病的原因，您將會發現懂得尊重細胞，聆聽細胞的需要，重視細胞的聲音，身體自然越來越健康，人也會顯得年輕有活力。

第三部分為保健篇，面對國人罹病以癌症及慢性病為主，而致病原因的的多樣化，以及新興傳染病的挑戰，加上國人缺乏預防保健的知能。如何傳播預防重於治療，保健重於預防的健康守則，培養自我健康管理的能力，進而內化為健康的生活態度，如此才能夠幫助細胞。提供細胞正常運作的環境就是自己，唯有確實從生活習慣、飲食、運動、環境等，徹底重視細胞的需要，細胞才會保持最佳狀況，如此健康的人才會更健康，罹患疾病的人也才能逐漸復原。

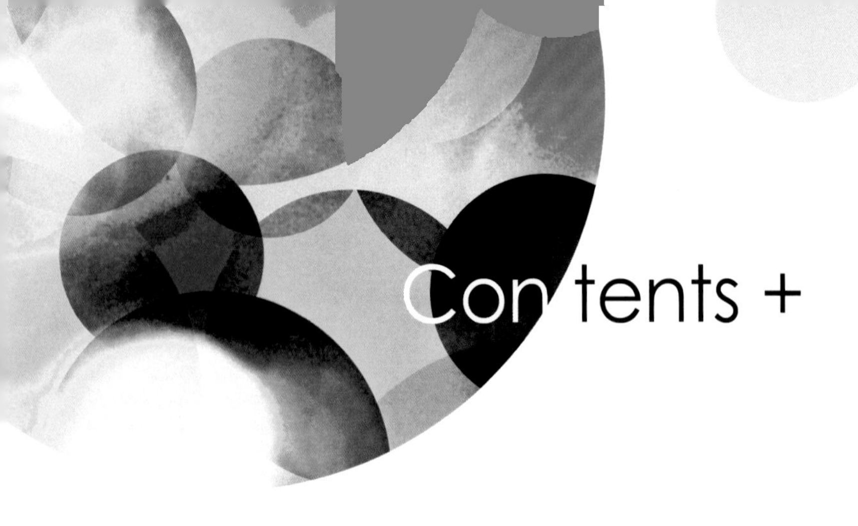

Contents +

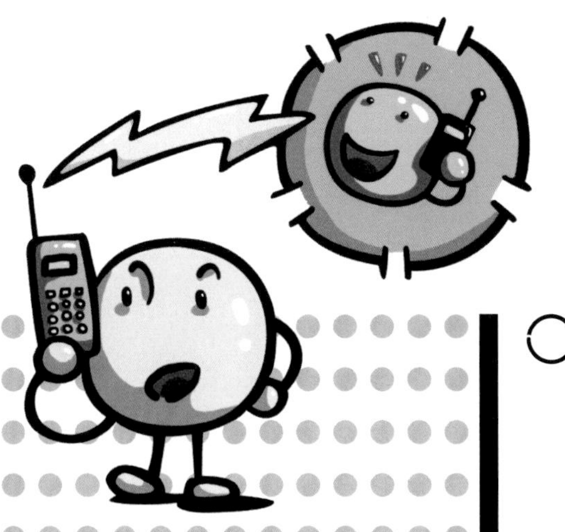

Chapter 01

Chapter 01

細胞篇

顯微鏡下看細胞

►►► 一、生命的基本單位：細胞

如果你認為地球上的生物種類多如牛毛，生存方式也千奇百怪，幾乎不可能有什麼相同的地方，那你就錯了！地球上所有的生命體有一個最大的共同點——都由生命的基本單位「細胞」組合而成。

人類是由60兆個細胞，200種以上的細胞種類組合而成，平均每天有2%的細胞死去，然後增生。所有細胞雖然各自獨立工作，但是卻以特殊而完美的資訊傳達系統，交換精密的資訊，生命也才可以正常運作，日夜不停歇地達成接踵而來的任務。讓人體足以應付每天生活中所有的狀況，這真是造物主最神奇的傑作。

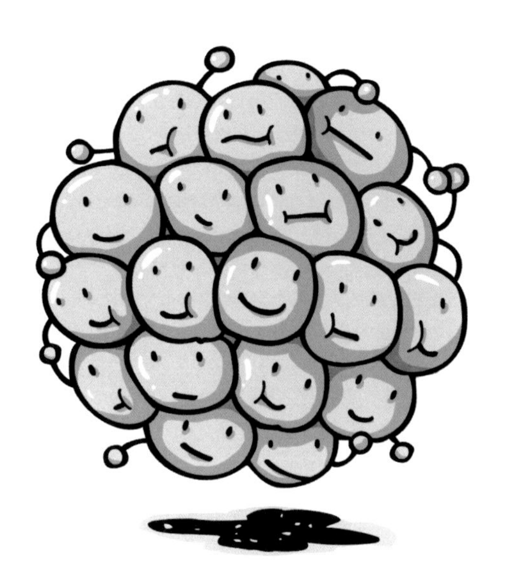

每個人身體內的細胞雖然有相同的DNA，但是長得並不一樣。肌肉、皮膚、內臟、大腦、血液等不同的細胞，最後會發展出各種符合功能的樣子、作用，在身體每個位置各司其職，各自在工作崗位上負起責任，但是細胞之間還是能彼此溝通、互相協調與合作。在細胞正常合作的情況下，人才能健康生活，如果細胞與細胞之間的協調、合作發生錯亂，將失去健康，可能導致如癌症、心臟病、糖尿病、骨質疏鬆症等疾病。

►►► 二、細胞的構造：細胞膜、細胞質、細胞核

如果你以顯微鏡觀察細胞的構造，你會發現顯微鏡下有一個生機盎然、正在忙碌運轉的世界，甚至有人形容就像是數不清的蜜蜂

在蜂巢裡一樣忙碌。我們可以輕易從顯微鏡觀察到細胞裡截然不同的世界。

【細胞膜】負責守衛細胞的防護牆

細胞膜是包覆在細胞最外層的薄膜，負責控制物質的輸出、進入、溝通，是細胞的防護牆，控管細胞內的環境品質。細胞膜上有絨毛、纖毛，以及各種感受器等，構造非常複雜，其中的感受器是負責過濾特殊物質和訊息，以啟動細胞內的運作，例如腎上腺素分泌後的生理反應就是由此而來。健康細胞必須仰賴功能正常的細胞膜。

每個細胞外都有薄膜環繞住，就如同人體外有皮膚包圍一樣，畫定出內外的世界。細胞膜是由兩層質地柔軟的脂質構成，厚度約為8～10nm。細胞膜絕對不是靜態存在的薄膜這麼簡單，細胞膜大部分的區域是可以流動的，是細胞活動最旺盛的重要胞器。

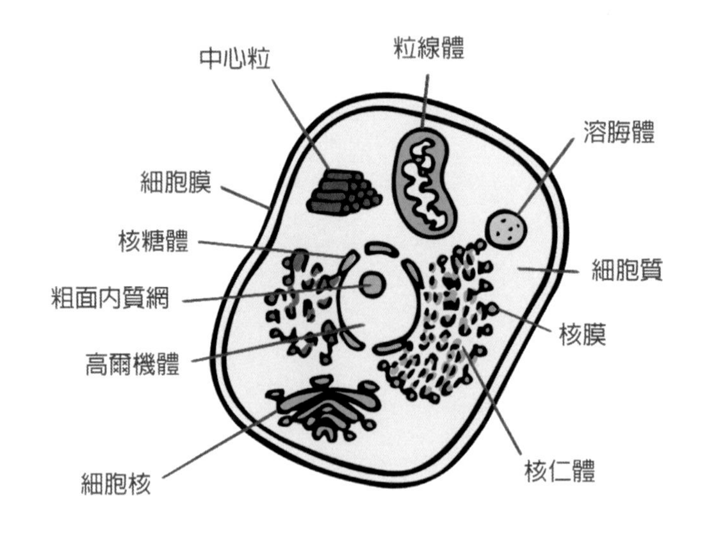

對於細胞內外瞬息萬變的環境，具有最立即的連動反應。選擇性讓物質輸入或隔絕在細胞外，控制著養分、荷爾蒙，或者其他特殊分子進入細胞中，也要負起輸出新合成物質或代謝廢物的責任。守護著細胞內的環境，築起防護牆，是「活生生而流動的膜」又被稱作「流動的馬賽克」，也就是說細胞膜就像一格格可以四處移動的馬賽克磁磚，存在於細胞膜中的物質也可以四處滑動。

細胞膜上具有無數接收外界訊息的接受器（Receptors），在細胞膜上漂流著，就像是細胞的守衛一樣，許可或拒絕特殊分子進出細胞，不論是輸出或輸入細胞，都必須獲得這個負責守衛的接受器許可，才可以進行。

如果細胞膜失常，將使得整個細胞喪失功能，甚至造成細胞在體內的叛變，由此可知，要掌握身體的健康，細胞膜是其中一項重要關鍵因素。

【細胞核】細胞的指揮中心

細胞所進行的所有任務都是由細胞核頒發「御旨」指示，然後在細胞質進行。大家常聽到的基因（就是帶著遺傳訊息的DNA序列）就在細胞核裡，記錄著設計好的「生命藍圖」，可能也藏有長壽的密碼。細胞的生產都以基因密碼當作模型，並且成為細胞活動的指導原則，人類的基因數目和組織型態都差不多，但是排列順序的差異非常大，所以才有不同的膚色、外貌、體型等差別。

細胞核是細胞中最明顯的胞器，呈現球形、卵形，含有一般人所熟知，被稱作「生命設計藍圖」的遺傳因子DNA（去氧核糖核酸）。

DNA資料都會在細胞核被準確地複製，所以不管在身上哪個部位取得的DNA都會相同。然而細胞並不會因為有相同的 DNA就長成一個樣兒，聰明的細胞只會挑選需要的程式使用，所以不同的細胞，例如神經細胞、皮膚細胞等的功能、形狀就會不一樣。每個人都會有自己專屬獨有的DNA，要從另一個身上找到完全相同的DNA，基本上是不太可能的事，因此警察在案件調查或親子鑑定上，常利用這個特點進行鑑定。

細胞核這個指揮中心會依照DNA設計好的藍圖，改編訊息，複製訊息核糖核酸（mRNA），透過細胞核外圍的核膜傳達指令到細胞的運作工廠「細胞質」裡，進行相關的運作。

【細胞質】細胞機能的運作工廠

細胞除去細胞膜、細胞核之外，就是細胞質，呈現膠狀，就像果凍一樣，既黏稠又濃密，是一種半流體狀的物質。細胞質是細胞工作的場所，主要的功能是製造細胞運作需要的物質，進行吸收、消化、廢物處理等，細胞質裡還含有核糖體、高爾基體、溶酶體、粒線體等，都和人體健康息息相關。以粒線體來說，是細胞的發電廠，提供細胞能量，年輕人細胞活動比較頻繁，所以粒線體比較多，當細胞衰退或不健康時，粒線體的數目，相對來說就比較少，影響到細胞活化、運作，有科學家相信這就是老化的過程。

以下介紹位在細胞質內其他的重要胞器：

· 核糖體：蛋白質合成工廠

訊息核糖核酸（mRNA）就像是一個監工，在細胞核這個細胞指揮中心裡，看過遺傳的設計藍圖後，直奔細胞質裡的蛋白質合成工廠一核糖體，傳遞訊息並且依照從藍圖裡摘錄出來的施工圖監工，依照生命設計藍圖的需要，以一定的程序製作各種分泌顆粒與酵素。

核糖體是細胞質裡最小的胞器，依照監工的指令，採用分子更小的胺基酸當作合成蛋白質的原料，以大約每秒鐘處理100萬個胺基酸分子，合成2000個蛋白質分子的速度進行製造。然而如果監工帶給核糖體的是失常變異的遺傳訊息，核糖體讀取之後，重新組合成具有新特質或是一種新結構的蛋白質，就有可能對人體帶來影響。

· 高爾基體：蛋白質包裝運送工廠

高爾基體又稱「高基氏體」，在19世紀由義大利醫生高爾基（Camillo Golgi）首次發現，並且以他的名字命名。高爾基體的模樣長得像幾個懶骨頭相疊在一起的樣子，由4～6個小隔間組成，大多數有細胞核的細胞都有高爾基體。

高爾基體主要的功能，在逐步處理核糖體合成的蛋白質，就像工廠裡的包裝線一樣，以嚴格的品管控制與把關。不合格的蛋白質將被留下，合格的蛋白質則一步步的加工、包裝，修飾成更符合要求的形式之後，依照類型和分送的目的地加以分類，然後輸送到需要的地方。特別值得一提的是，免疫系統裡分泌抗體的細胞，其中的高爾基體的發展特別發達。

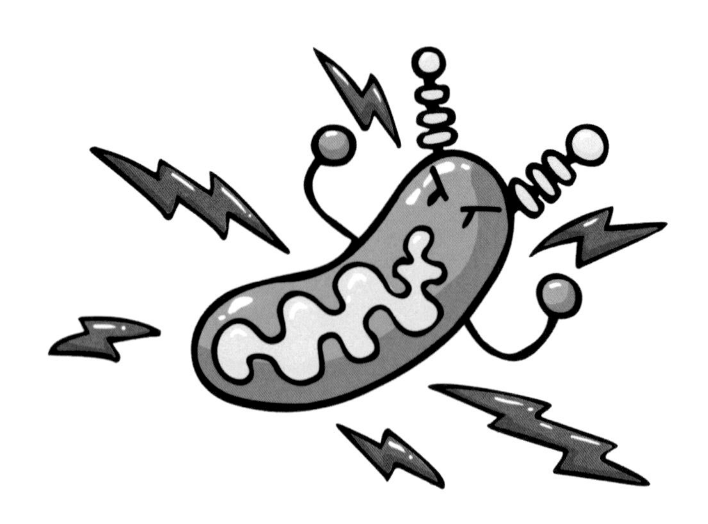

·溶酶體：細胞的廢棄物清理廠

溶酶體，又被稱作溶小體，有脂膜環繞住，含有由高爾基體修飾，加以包裝後送來的五十幾種強力消化酵素：能有效清理細胞內產生的廢棄物，例如損壞、老舊的胞器或侵入細胞的異物等，經過消化分解，再排出細胞外。

溶酶體內的消化酵素通常PH值約為4.8～5.0（酸鹼度與蕃茄類似），在弱酸的環境下，能有效處理細胞內的廢物。在正常的情況下，帶有腐蝕性的消化酵素，並不會外洩分解細胞，但是當細胞質降低酸鹼度達到一定程度時，溶酶體的外膜如果破裂，將造成細胞的毀滅，例如當腦細胞缺氧時，一連串的化學反應讓細胞質很快變酸，4～5分鐘之內就可能喪命。

・粒線體：細胞的發電廠

細胞需要能量，然而這些能量要從那兒來呢？

粒線體就是一個生產細胞蓄電池（ATP）的地方，提供細胞所需的能量。粒線體的樣子長得很像香腸，大小約1～4微米（μm），包裹粒線體的外層膜下的第二層膜，生成許多皺摺使表面積增大，這些皺摺的內膜就是細胞能量的加工區。

粒線體數量的多寡和細胞的代謝率很有關係，代謝率愈高，粒線體愈多，例如肝臟、腎臟、骨骼肌、心肌。而以心臟來說，因為心肌細胞的工作繁重，需耗費大量的能量，因此粒線體甚至占了整個細胞的一半體積。

如果粒線體運作異常，將發生嚴重的肌肉問題，另外有科學家懷疑當粒線體失常，不能提供心肌能量，讓心臟輸出或輸入足夠的血液，將導致心臟衰竭。

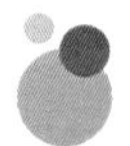

珍愛細胞保健康

►►►一、提供細胞充沛的生命之水

水是孕育生命之母，也是生命的原動力。人體平均約有70%由水組成，而構成細胞的最主要成分亦是水。活細胞含有的水分大約占了整個細胞的60%，細胞裡的各種物質活動，都是以水當作媒介，因此不用多說，就可以知道水分是細胞絕對不可以缺少的部分，而攝取充足水分對人體健康當然非常重要。

水能維持細胞正常生理運作，除了是細胞重要的構成物質，還是重要營養來源。細胞裡面大部分是水，使得細胞保持很好的彈性，能讓細胞幾乎是瞬間的情況下，隨著被指派的任務而變化形狀。含水量充足，圓潤而飽滿的細胞是讓我們的身體柔軟、有彈性，亦是保持健康的主要關鍵。

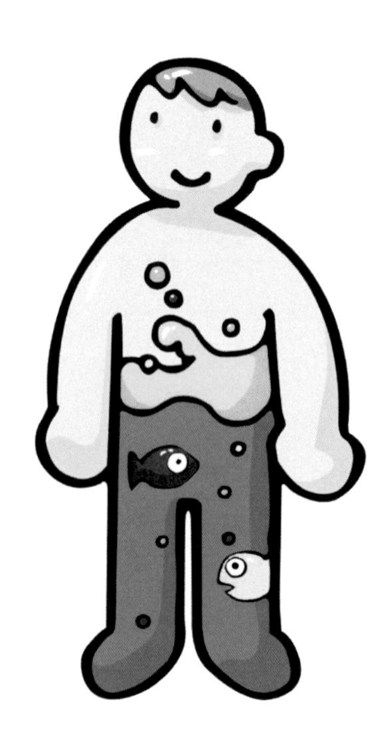

大腦的水分占了75%，心臟的水分約有80%，腎臟含水量73%，肌肉中有76%的水分，骨頭裡約有22%的水分。提供人體的細胞、組

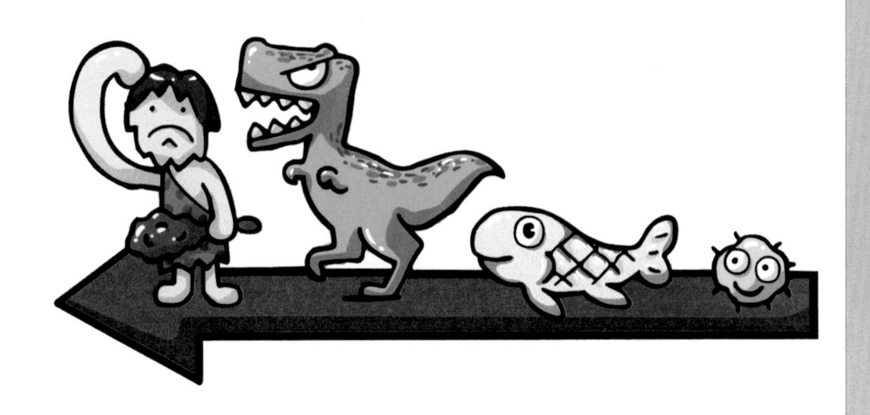

織、內臟充沛足夠的水分，讓身體被包圍在健康又充沛的水環境中；那麼細胞就能製造健康的新生細胞，體內的器官運作機能正常，身體也就健康有活力。

除了水分，細胞同時還需要許多其他的養分，例如蛋白質、脂質、鈣質、醣質、電解質等物質，還有鋅、鐵、銅等微量元素，因此，當我們覺得肚子餓了、口渴了，而想要進食，接著吃下肚的食物，都是為了提供細胞養分，準確來說全是來自於細胞的「呼喚」。食物經過腸胃道的消化分解，再經由腸子送進血液到全身，到了最後階段細胞才得到營養，所以「You are what you eat.」這句話說的一點兒也沒錯。

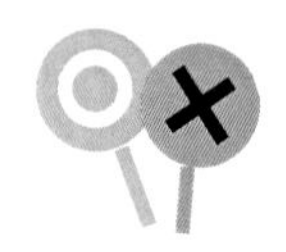

賴博士小測驗

水是身體健康的大功臣，適當喝水對人體有許多好處，身體不僅需要水分加速新陳代謝，維持身體平衡狀態，還必須透過水分將養分、維他命、礦物質傳送到身體的各個部位。

喝得對，喝得好，身體更健康！然而，你有正確喝水的觀念嗎？請試著回答以下的問題，你能答對幾題呢？

1.（　）每天至少應攝取6杯，大約1500c.c.白開水，白開水的溫度以20～25℃為佳。

2.（　）尿液的顏色深，就是喝水量不足，身體提醒你要多喝水了。

3.（　）口渴是補充水分的適當時機。

4.（　）喝水要小心，不要喝過頭，以免水中毒。

5.（　）為了節省時間，可以一次喝完一天要喝的開水量。

6.（　）多喝水對任何人都有好處，不管是誰都應該多喝水。

解答

1.（○）衛生署建議國人每天飲水的標準量至少應該攝取6杯，大約1500c.c.的白開水，另外有一種以體重來計算一天水分攝取量方法，也就是以1公斤攝取30c.c.計算，例如60公斤的人，一天就需要喝1800c.c.的白開水。（30×60＝1800）

2.（○）喝的水量足不足夠可以從自己的尿液來檢測。如果發現尿液的顏色深，就要多喝水，但是要特別提醒的是如果排出清徹如水的尿液，不一定表示喝入足夠的水量，反而要注意是否有腎臟出了問題的可能性，才使得腎臟無法排出體內的廢物。

除了觀察尿液的顏色，注意自己排泄的尿量也是一個方式。膀胱儲存尿液的容量大約在200c.c.～300c.c.，每天排出的尿液以1400c.c.～1500c.c.為正常，所以可以每天至少要上5～7次的洗手間，才算喝了人體需要的水量。

3.（○）渴不渴，大腦告訴你！如果缺水達體重的2%，人就會感到口渴。大腦的下視丘就像是一個口渴的警報器，會發出口渴的訊號，提醒你該喝水了。

4.（×）喝入過量的水會讓人頭痛、噁心、想吐，非常不舒服，甚至呼吸困難，痙攣、昏迷，嚴重的話可能導致死亡。但是身體健康的人不必害怕自己會喝水過量，因為一旦喝入過量的水，不舒服症狀會讓我們適可而止，只有精神或心理異常的人無法節制，才可能讓自己引水過量，導致水中毒。日前就有一名精神分裂症病史的男子，因為短間之內喝進9000c.c.的水，造成「低血鈉」水中毒而緊急送醫的案例。

5.（×）聰明喝水能讓身體更健康！可在一天裡規劃好飲用的時間，分成幾次攝取足以提供細胞水分的飲水量。早晨起床後、午餐前、下午3～4點，以及下班後，在一天裡分成數次，分成小口從容慢慢品嚐飲用為佳。

6.（×）腎臟功能差的人，沒有辦法代謝過量的水、鹽分，多喝水只會增加腎臟的負擔，所以例如腎臟病、心臟病、肝病的患者，都必須特別謹慎。

▶▶▶ 二、細胞衰老等於身體衰老

人體由60兆個細胞組織起來的，一旦細胞受到內外在因素影響損傷，導致正常功能退化將使人衰老。除了遺傳、老化，人體的新陳代謝不佳時，細胞的空間會被過多的代謝廢物阻塞，威脅到細胞的正常功能運作，細胞很快就會衰老。另外如放射線污染、電子輻射等因素，都會引發細胞功能退化、運作異常，使得細胞機能衰退。以上這些對細胞造成的威脅，都將衝擊到細胞的活化、正常功能，細胞因而逐漸衰退，細胞衰老了，人體衰老的引信也會被點燃，一發不可收拾。

所幸細胞雖可能因各種因素衰老死亡，但同時也會有細胞不斷增生，細胞衰老是客觀現象，但人體同時存在細胞新生的能力。細胞的死亡與增生必須達到正常新陳代謝的速度，這關係到人體健康與衰老的速度，而其中的差異就決定在細胞力。

▶▶▶ 三、促進細胞活化遠離疾病

人體每天約有2%的細胞，也就是一兆兩千億個細胞不斷進行汰換與再生。在正常情況下，人可以經由規律的更新，維持健康的生命，健康應該是人人具備的能力，然而事實並非如此。想要擁有原本應該有的健康，應該將問題的源頭提升到細胞的層次。

健康的細胞外型圓潤，活力十足，具有充足的水分；不健康的細胞會變形，而且外型扭曲。假設有兩個人，一個人體內的細胞充滿活力，正常更新、再生，而且生活、飲食正常，保持運動習慣，也不積壓工作、情緒壓力；另一個人體內的細胞未老先衰、細胞異常增生，而且生活、飲食習慣不正常，長期處在高度壓力的環境，試想，誰比較健康呢？所舉例的後者，可能已經導致癌細胞的轉移，另外如老年癡呆症、心血管疾病等，都是因為細胞的不正常運作而導致。

幸好，只要環境改變，細胞恢復活力、健康的機率非常高。而如果是基因已經異常的細胞，身體也能偵測出來淘汰掉，再增生出健康正常的細胞。促進細胞活化，讓細胞發揮最大的功能，同時在面臨不利的外在環境的攻擊、威脅時仍能維持正常的運作機能，這樣的細胞力才能使人擁有健康的身體，遠離疾病。

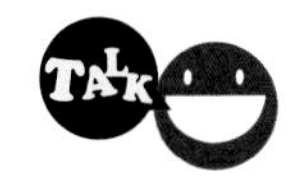

賴博士經驗談

為了珍愛您的細胞，善待您的細胞，建議給予細胞膜營養劑。有一個小祕方，就是交給活性γ–亞麻仁油酸，它是構成細胞膜的脂肪酸，能活化細胞、提昇免疫力、促進微小血液循環、增加細胞膜的穩定性，並能預防心血管等多種疾病。

許多國際文獻研究發現活性γ–亞麻仁油酸（Mucor oil 美肌油）是細胞不可或缺的必需脂肪酸，它具有調控血液、免疫、生殖及皮膚系統的功能。

►►► 四、細胞健康抵抗力自然強

在日常生活中，很容易一不小心就吃進有害的加工垃圾食物，腸胃如果時常吸收到這些對人體有害而無益的食物，將對健康造成不小的威脅，甚至危及生命。或許你會覺得，為什麼同樣的東西，別人吃了沒有事情，自己卻覺得不舒服，甚至生病了呢？

小至有害的加工垃圾食物，嚴重者如來勢洶洶的NDM-1超級細菌、H1N1流感病毒、腸病毒等，更是讓人聞之色變，讓身處21世紀的人們深感威脅，當細菌、病毒變種成抗藥性更強、生存能力更強的物種時，人類應該如何自保？

健康正常的細胞對於不利於人體的物質、細菌、病毒等異物的入侵攻擊，有能力可以殲滅敵人，或是具有判斷選擇的能力，捨去有害的物質。也有可能以不損害身體健康的狀態和平共存，並轉化有毒的物質。所以看似吃進有害身體的食物，或染上疾病，實際上卻沒事，或是很快康復而恢復正常。

有流行性疾病產生時，並非人人都會感染，有人沒事，卻有人喪命，這個現象就是因為細胞的差異所導致。總而言之，千方百計找出疾病的源頭，還不如強化細胞健康，增強自己的抵抗力，自然也就百病不侵。

▶▶▶ 五、細胞神奇的自癒力

當皮膚不小心被割傷了，不久就會痊癒，如果傷得不深，傷口幾乎看不見；骨折之後，斷掉的地方可以重新癒合；有些時候感冒了，還沒有時間去看醫生，在不久之後，感冒就好了！這些現象都是因為細胞神奇的自癒力。

如果是健康的人，當身體出現狀況，細胞護衛軍們將眾志成城，目標一致，自動自發啟動自癒能力，以設計完美的治療系統，修復身體的損害；是治療身體，讓身體恢復健康，再現活力的真正功臣。然而身體這一套非常完善的自癒系統，卻常被主人自己破壞了！

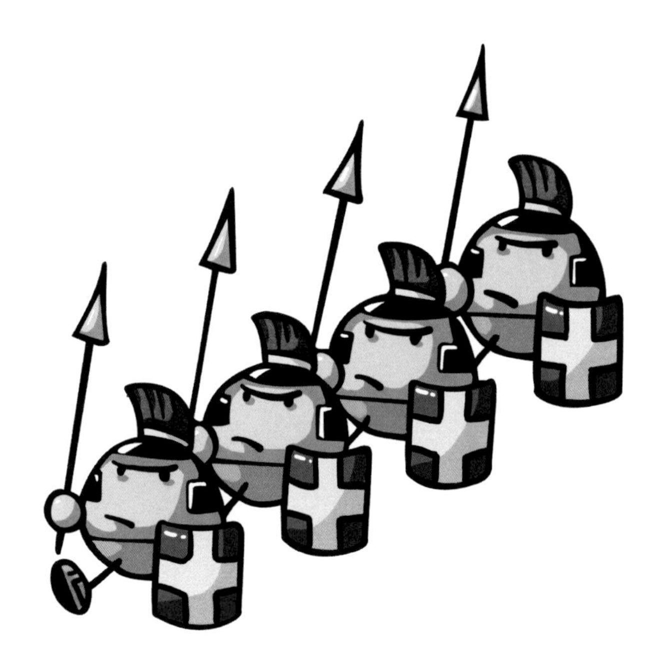

不當的藥物、沉重的壓力、錯誤的飲食、不良的生活習慣等情況，都會殘害扼殺細胞的自癒系統，沒有善待細胞的下場就是細胞的異常與反撲。譬如有一種自己的免疫系統攻擊體內細胞的疾病，就是一種連醫生都束手無策的怪病。細胞太累太委屈，喊救命，主人卻聽不見，最後就會用生病來抗議，這就是不好好對待細胞的下場，千萬別讓感冒也變成致人於死的大病啊！在生病的時候，與其怪罪自己身體不好，是不是更應該反省自己平常是怎樣對待細胞、給細胞怎樣的環境呢？

最能夠幫助細胞，提供細胞正常運作的環境就是自己。唯有確實從生活習慣、飲食、環境等地方，徹底重視細胞的需要，細胞才會回報最佳的自癒能力，轉化變異的細胞成為正常的基因型態。如此，健康的人才會更健康，罹患疾病的人也才能逐漸恢復，或者與病症達到平衡的相處模式。

▶▶▶六、傾聽細胞的心聲

生病並不是一朝一夕就發生的事情，其實細胞已經警告過你！全身上下60兆個細胞護衛軍，每天無怨無悔忠心地為你工作，全心全意對待你，但是你又是怎麼對待他呢？

雖然細胞各自在身體某一個角落默默工作，扛起不同的任務，但是最終一致的目標，就是維持生命機能的正常運轉，讓人持續正常生活。健康看起來或許是如此理所當然，但其實這一切是透過無數細胞努力後的成果。而且細胞護衛軍設想周到，早就準備好許多備用的細

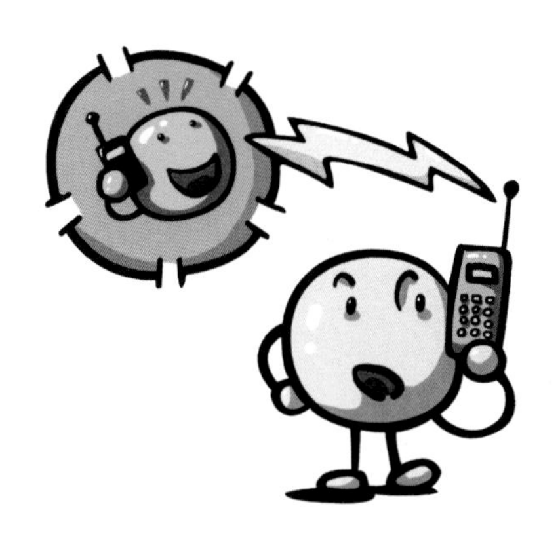

胞，足以應付器官的損傷，就以肺這個器官來說，即使只剩下1/12，還是足夠應付一個人的呼吸量。另外，內臟的恢復力驚人，以肝臟而言，如果被切掉一部分，很快就會再長出來！

照道理說，細胞已經預先設想我們可能揮霍健康的程度，而做好看似萬全的準備；再加上身體本身也具有很強大的恢復再生能力，但是人依舊生病了，這是怎麼一回事？

細胞當然不願意生病，即使生病也希望能夠盡快康復，他不會故意和你過不去，除非真的受不了，得不到你的關注，才會舉起抗議的牌子！

細胞產生異常變化，走向反撲、攻擊或者自我毀滅，主人應該負起絕大部分的責任。主人不好好對待細胞，虧待細胞，給細胞難以生存的環境，細胞迫不得已，才會以生病的方式「警告」主人，提出抗議。如果主人仍然執迷不悟，沒有反省、改善對待細胞的方式，將會得到更嚴重的後果。

或許你會覺得身體的變化是很快速的，等到發現身體有異狀的時候，通常也就是生病的時候，即使定期做全身健康檢查，都不見得能夠找出細胞的細微變化。那是因為身體的結構複雜，即使現代的醫學發達，健康檢查的項目，亦無法完整涵蓋。而在生病之前也常有某些細胞發出的「求救訊號」，例如悶痛、疼痛、不舒服，傳遞出細胞呼救的訊息，身體不會莫名奇妙生病，之前大多有跡可循。

深入細胞的世界，善待細胞，傾聽細胞的心聲，靠的不是健康檢查，也不是醫生，靠的是自己。

►►► 七、細胞的科學新發現：大腦新形成細胞，增強記憶力、注意力、學習力

大腦有150億個神經細胞，科學家普遍認為，一旦人的年齡越大，將隨著歲月的流逝，大腦的功能只會越加退化，甚至體積萎縮，重量變輕。腦神經細胞老化死亡，到一定程度之後會停止，但如果繼續萎縮，將導致老年癡呆症。這一切現象的發生，都是起源於自然規律的生理老化現象，人類無法逆轉時間帶來的影響。老化之後，可能接續而來的記憶力退化、注意力減退、記憶力變差，只記得以前的事，常常老生常談，最後甚至可能引發帕金森氏症，嚴重影響身體健康與正常生活。

成年之後腦細胞的變化，成為醫學上提升老年生活品質的焦點，以及研究發展的方向。2007年Science刊登的一項研究成果証實，成

年之後，大腦仍會繼續製造出新的神經細胞，中老年時，大腦中仍有新形成的細胞存在。目前科學家對這項研究成果仍有些爭議，但是在大腦神經細胞生成作用，與帕金森氏症的關係，仍然被認為是值得深入探討研究的。

目前已經找出學習與記憶的關鍵因素，在於細胞活化與形成新神經網路。這項研究毫無疑問提醒我們，年紀愈長，老年的腦力要聰敏靈活有智慧，持續維持正常機能，就要依賴大腦新生成的細胞，新細胞將比舊細胞更加活躍。

科學家同時提出警告，如果睡眠不足，將產生大量的壓力荷爾蒙，影響大腦神經細胞的活化、生成。另外不注重正常生活作息、有抽菸、酗酒，飲食過量重油，也會損害大腦細胞，以上的不利於大腦的情況，最後將會造成記憶力退化、注意力不集中，影響學習效果等後遺症，甚至導致老年癡呆症。

賴博士提醒您

大腦裡有好幾兆個神經細胞，不論大腦裡細胞死亡與新生的真相如何，醫療科學上的研究普遍都認同常常刺激腦部，能保持年輕，增強記憶力，從生活中的小地方做起，就能夠達到很好的效果。

1. 讓自己身在充滿刺激的環境，大腦的神經細胞越忙，工作越多，腦細胞的活力越好，工作機能越佳。
2. 隨時隨地動動腦，不讓腦細胞萎縮。
3. 改變習慣的環境，是預防腦神經細胞退化的方法之一。
4. 從年輕就開始不斷給予大腦刺激，提升腦力，到了老年，腦神經細胞功能也不容易衰退。
5. 刺激大腦的所有區域，例如寫一寫、讀一讀、記下重點等。
6. 利用所有的感官功能，例如嗅覺、視覺、味覺等。
7. 不斷學習新的知識，吸收新知，參與有興趣的事情等。

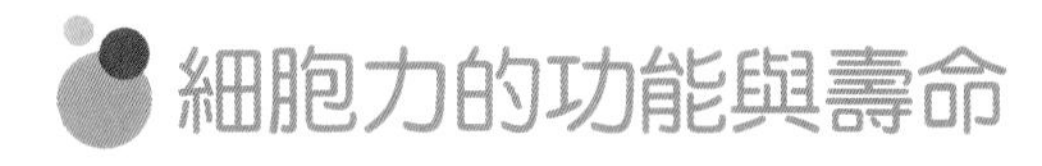

細胞力的功能與壽命

▶▶▶ 一、基因與壽命

在台灣，男性平均壽命76歲，女性平均壽命82歲，整體平均壽命79歲。而目前金氏紀錄所記載最長壽的人，是一位住在法國的卡邁特女士，享年122歲。經過調查發現，這位女士的父母都很長壽，她同時得到來自雙親的長壽基因，這對於長壽是相當有利的因素。然而他的子女甚至是子孫卻無法得到這樣的幸運，都沒有像他一樣長壽，這其中的原因就是，如果父母雙方只有一位有長壽基因是不夠的。根據研究，生命的長短除了受到長壽基因的控制，同時還受到短命基因的影響，以卡邁特女士的例子為例，她的子女就可能先遺傳了他丈夫的疾病基因，而沒有像她一樣長壽。世界上壽命最長的紀錄保持人至少證明一件事，那就是人類壽命的潛能可以長到122歲，也或許可以更長。

其實早在1934年，就有科學家發現長壽和家族史相關；1996年則有科學家研究2872對長壽雙胞胎，提出長壽與遺傳有關的結論。目前可以知道的是，壽命並不是由單一的基因可以決定，醫界還不能確定人類的「長壽基因」，但普遍認同某些酶類基因與細胞生長調控的有關基因和長壽有關，而這方面的相關研究，已經有抗氧化酶類基因讓動物延長壽命的研究報告。

另外值得注意的是，到目前為止，世紀各地統計資料都顯示女性比較長壽，沒有地區更沒有哪一個時代是男性壽命較長。然而直到現在都沒有辦法以科學證據，證明為什麼女性的壽命比較長，而在20世紀之後，男女壽命的差距則明顯變得更大。

►►► 二、細胞力決定人的壽命

身體內的細胞失去正常運作能力，機能不健全，抵抗力弱，將引發疾病。細胞終究會死亡，因此細胞的生命週期將影響人體壽命的長短。

如果有兩個人，其中一個人的細胞生命週期是30天，另一個人則是35天，顯然是後者的壽命將會比較長，因為人體是由60兆個細胞集合而成，每一個細胞的生命週期越長，人的壽命就越長。

細胞的生命週期走到盡頭，自然就會死亡，這是無法避免的現象。然而要延長細胞的壽命，進而提升細胞運作機能，增強自身抵抗力而達到健康，長壽的目標是可行的。除了遺傳基因的因素左右壽命之外，細胞異常導致的疾病，遠比想像中來得多。而要活化細胞，增強細胞力，活得好，活得久，可以透過飲食、生活、 環境、心理、運動習慣等達到期望。

賴博士趣味的壽命試算

古代有「人生七十古來稀」的說法，在當時活到70歲的人已經算是高壽，但是對於現代人來說，人生70才開始。

壽命可以預測嗎？即使以平均壽命當作參考依據，恐怕還是沒有人會認為準確，因為所謂的平均壽命不過是統計資料的結果，目前仍然沒有一個理論能夠預測動物的最高壽命。從細胞決定壽命要素的角度來看，答完以下這幾題題目，你將可以得到一個壽命的參考值。請以76歲為基準值，依答題加減歲，算出你的預估壽命。

題號	題目	加（歲）	減（歲）
1	我是男性		3
2	我是女性	4	
3	我今年30～50歲	2	
4	我今年50～70歲	4	
5	我的祖父母其中一人壽命超過85歲	2	
6	我的祖父母四人壽命都超過80歲	2	
7	我的父母其中一人因為腦中風或心臟病去世，得壽不到50歲		4
8	我的兄弟姐妹或家族中有人罹患糖尿病、心臟病或是癌症		3

題號	題目	加（歲）	減（歲）
9	我的年收入達到150萬元以上		2
10	我現在65歲，還在工作	3	
11	我的工作讓我必須整天坐在辦公桌前		3
12	我做的是勞動性質的工作	3	
13	我每天的睡眠時間都超過10小時		4
14	我每天喝超過28c.c.的酒		1
15	我每天抽1包以下的香菸		3
16	我每天抽1～2包以下的香菸		6
17	我每天抽2包的香菸		8
18	我比標準體重重了4.5～9公斤		2
19	我比標準體重重了13.6～18公斤		4
20	我比標準體重重了22.6公斤		8
21	我每週有5天會去運動，每次超過30分鐘	4	
22	我每週有2～3天會去運動，每次超過30分鐘	2	
23	我住在人口不超過1萬人的鄉下	2	
24	我住在人口超過2萬人的都市		2
25	我和伴侶或朋友一起住	5	
26	我自己一個人住		3

題號	題目	加（歲）	減（歲）
27	我自己一個人住，超過10年。		3
28	我覺得自己很幸福	1	
29	我覺得自己很不幸		2
30	我的個性不會吹毛求疵	3	
31	我有點神經質		3
32	我是男性，超過40歲，每年都定期健康檢查；我是女性，超過40歲，每年都定期做婦科檢查檢查	2	
總分			

身體健康建立在強健的細胞力，細胞力則要靠自己維持。假設自己是一個不注重飲食、不運動、不良生活型態、壓力大的人，將使得細胞的生命不斷被扣除、減短，影響到可能壽命的潛能。

▶▶▶ 三、人類壽命越來越長

現代醫療技術、衛生、環境、養生觀念等日新月異，除了造就舒適的生活，還讓現代人的壽命越來越長。

根據研究，大約2000年前，人類平均人口壽命不過20歲；18世紀時，增長到30歲；19世紀時，也才40歲；到了20世紀，則快速躍升到約60歲；以現今的台灣來說，國人的平均壽命已達79歲。已經有科學大膽預言，如果突破癌症致命的威脅，全球人口平均壽命將超過80歲。

在「人生七十古來稀」，30歲就過完一生的時代，仍然有人壽命超過80歲，甚至百歲，而其中有些人留下他們的長壽秘訣。總觀來看，不乏對於飲食、運動、生理、生活、環境等因素的注重，與現在的養生觀念近似，也難怪能讓自己長壽享天年。例舉如下表：

壽命	代表人物	秘訣
81	陶弘景	調攝情志，順應四時；調攝情志，節制飲食。
82	武則天	運動、靜坐養心、修性陶情、節食養顏
84	孟子	勤於動腦、四處旅遊、飲食平淡
89	乾隆皇	講究養生、好吃粗糧、鍛鍊身體、愛好書畫
90	華陀	運動能暢其積鬱，舒其筋骨，活其血脈，化其乖暴，緩其急燥。

壽命	代表人物	秘訣
101	孫思邈	四體勤勞、節制食欲、細嚼慢嚥、飯後盥漱、睡眠充足
101	張學良	心胸坦蕩，意志堅強；經常運動，鍛煉身體；起居有時，飲食節制；觀花讀書，修身養性；廣交朋友，自尋快樂。
101	陳立夫	養身在動，養心在靜；飲食有節，起居有時；物熟始食，水沸始飲；多食果菜，少食肉類；頭部宜冷，足部宜暖；知足常樂，無求常安。
110	陳椿	穿衣三分冷；吃飯留點饑；食前湯小碗；飯後果半斤；住房宜整潔；光氣常使通；常行宜急走；一日三哈哈，神靈得慰籍。

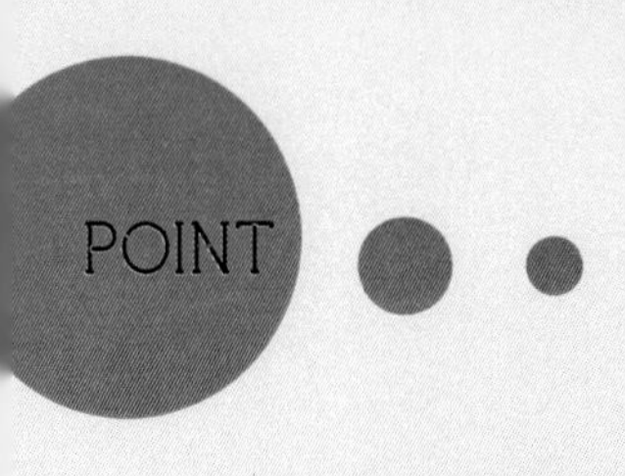

CHAPTER 01　重點提示

1. 生命的最基本單位是細胞，細胞由細胞膜、細胞核、細胞質所組成。

2. 細胞膜掌管細胞的門戶；細胞核中有人類重要的基因密碼；細胞質是細胞機能的運作工廠，有許多胞器是蛋白質合成、包裝、運送細胞的廢棄物清理及細胞的發電廠，與身體健康息息相關。

3. 細胞主要成分是水，人體絕對不能缺乏水分。

4. 細胞衰老會加速身體的老化。

5. 傾聽細胞的需求，善待細胞，了解細胞的世界，確實從良好的生活習慣、飲食、環境等地方，徹底重現細胞的需求，提升抵抗力、自癒力，就可展現完美的細胞力。

6. 細胞力強，活得好，壽命長。

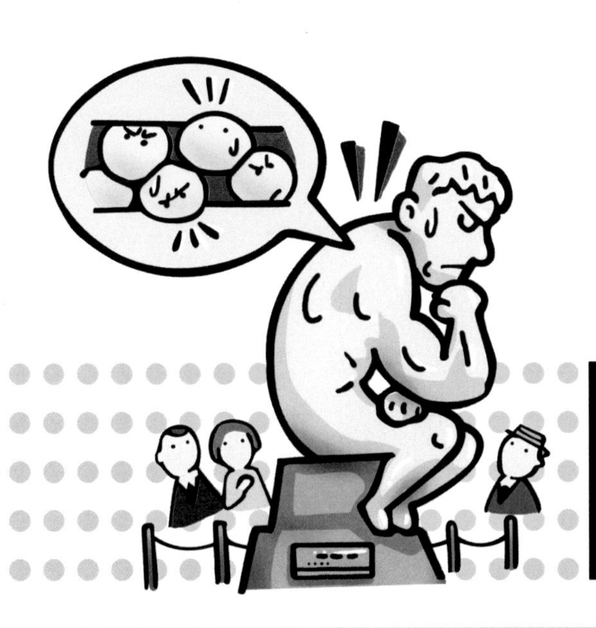

Chapter 02

Chapter 02

疾病篇

健康的細胞，柔軟圓潤有彈性，有充沛的水分，而且充滿生命力，擁有這種正常活力細胞的人，臉色當然是紅潤又飽滿，生活當然是快樂又充滿笑聲！

你想過你的細胞長得怎麼樣嗎？

在顯微鏡下，細胞健不健康一律無所遁形！失去活力、不健康的細胞，扭曲變形，缺乏水分，容易斷裂，變成體內的壞份子，例如癌細胞，體內都是這樣的細胞，想必臉上也會失去了笑容！

如果主人長期處在緊繃的壓力狀態、生活作息不正常、錯誤的飲食觀念，加上沒有適當運動的習慣，長期虧待細胞，細胞承受不了主人的虐待，當細胞再也不能忍受的時候，就會變成壞細胞，甚至成為癌細胞。

所以，疾病的探討應該深入細胞的世界，從細胞的角度看生病的原因，你將會發現，懂得尊重細胞、聆聽細胞的需要，重視細胞的聲音，身體自然越來越健康，人也就會愈顯得年輕有活力。

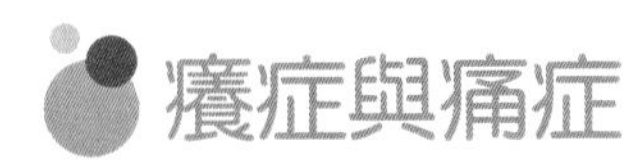

癢症與痛症

►►► 一、發炎原因與反應形式

健康的細胞如果柔軟，能輕易彎曲扭轉，靈巧穿梭血管、血液，也就有能力擔負起生理機能的重要運作，守護身體的健康。但是如果細胞硬化，讓細胞不能自由來去穿梭，將會嚴重影響身體正常活動。

一旦細胞硬化發生在白血球，那事情可嚴重了！白血球硬化後將影響流動性以及對發炎的反應，嚴重影響防禦有害異物入侵的能力。有人用硬掉的紅豆餡麻糬來形容這樣的白血球，紅豆麻糬硬掉以後，

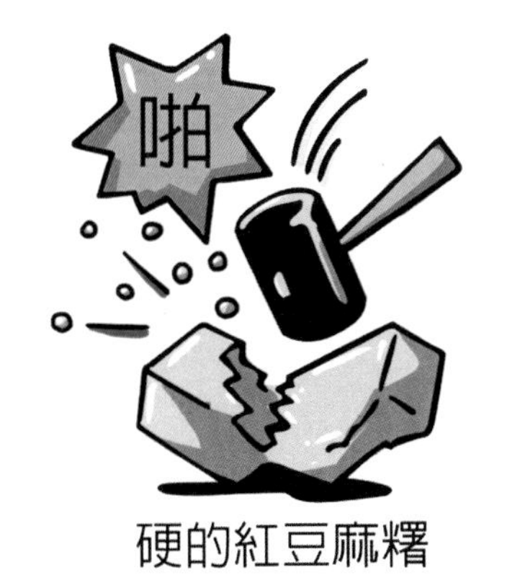

硬的紅豆麻糬

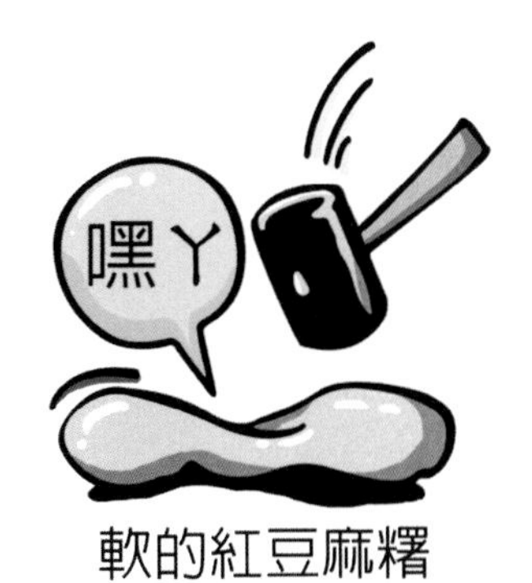

軟的紅豆麻糬

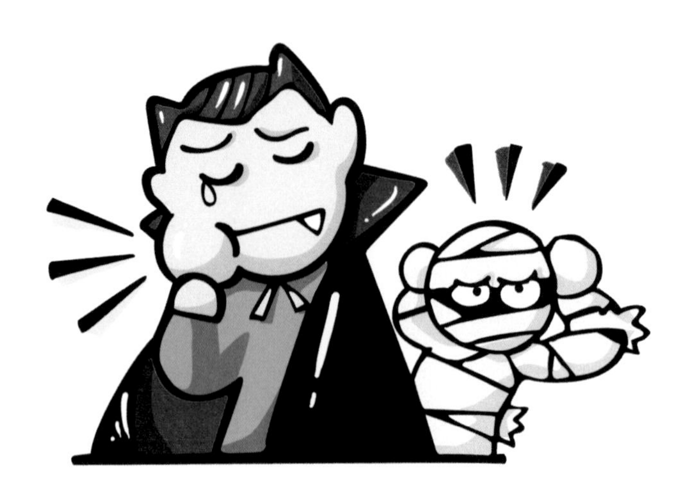

稍微一被撞到，就會裂開，裡頭的餡料就會露出來。這就像是已經變硬不柔軟的白血球，被衝擊後，儲存在白血球裡的各種炎症物質，例如凝血、引發癢症的物質容易流散出來，身體也就發炎了。

如果細胞仍保持充分的彈性、柔軟，不僅可以靈巧穿梭在人體內，就算受到衝擊也不會輕易洩露細胞裡的物質，但是變硬的細胞可就不是那麼一回事！生理上的老化容易造成細胞變硬，另外如不堪負荷的工作生活壓力、不健康細胞、疾病等，讓細胞長期處在疲勞與惡劣的環境下，細胞就容易有硬化失常的危機。白血球硬化，細胞裡面的物質容易流洩出來，將會不斷引發身體發炎的反應。

身體遭受物理性傷害，或是為了抵抗外在環境有害物質的入侵，導致發炎現象，是人體正常的防禦機制。醫學字典裏面說得更清楚，「因受傷害或組織破壞，身體產生的保護性反應，這個反應的目的是希望消滅、稀釋或圍堵這個發炎造成的刺激或破壞的組織。」像是不

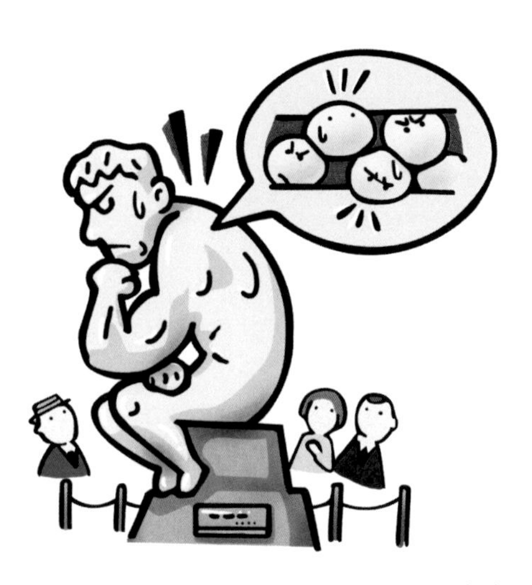

小心撞到桌腳而腫痛、被針扎到的疼痛、摸到植物流出來的汁液而發癢、或者是因為感冒而發高燒。這些因為身體發炎所感覺到的「癢、痛、腫、發熱、發紅」，就是身體對發炎所產生的反應，廣義的發炎反應還包括疲倦、頭痛、發燒、畏寒、失去食慾等症狀。常聽到的「蜂窩性組織炎」就是因為感染造成皮膚軟組織的發炎反應，嚴重的話還有致命的危險。

疼痛一旦發生，不論是多輕、多微不足道，如果維持一段時間都沒有消失，那就是你的細胞已經在向你發出求救信號，表示身體健康已經亮起紅燈！發炎會在身體出現各式各樣的反應，並不一定就會帶來疼痛，各種發炎的反應因為發炎物質種類、數量不同，導致發生速度、持續時間等方面有所不同，進一步來説，不論是感到癢，或者是覺得疼痛，發炎的過程和位置都很近似，都是細胞流洩出來的發炎物質，經過神經傳導訊息，讓身體感受到癢或痛的感覺。

健康正常的身體發炎之後，隨之而來應該是修復身體組織的抗發炎反應，如果身體不斷重複持續輕微發炎，影響身體的修補恢復的作用，身體就會越來越差，嚴重的話會損害正常組織、器官，產生異常細胞，引發許多其他的疾病。要特別注意的是，身體局部性的發炎也可能促動體內其他器官產生病變，不可等閒視之。以肝腎功能來說，長期熬夜、應酬，造成肝腎的解毒功能失調，慢慢地也就影響體內的其他器官，疾病也就因此產生。

「炎症」可以分為急性炎症、慢性炎症兩種，「急性炎症」就像是夜間突然迎面而來的一道刺眼的車燈，感受強烈，消退的也快；「慢性炎症」則是以緩慢、不間斷的狀態，長時間持續影響。最近有越來越多的醫療研究證實慢性發炎和氣喘、心臟病、糖尿病、阿茲海默症、風濕性關節炎、癌症等有關，長期慢性發炎更是許多重大疾病的引擎。

抽菸、喝酒、熬夜、不當飲食、缺乏運動、環境毒素等都會讓體內的發炎更嚴重，體內過多的脂肪還會啟動發炎反應，不可不注意。要抗老化，延緩歲月痕跡，不生病，避免身體的發炎反應是重要的關鍵因素之一。

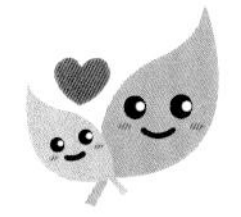

賴博士健康教室

為什麼會癢？

癢是發炎細胞發出化學物質，刺激到神經而讓皮膚發癢，是一種身體的保護機制，千萬不能忽視！身體發癢有各式各樣的原因，分類也非常複雜，以下我列出幾種常見的可能性：

1. 蚊蟲咬傷

2. 遺傳性過敏症

3. 內臟的疾病引起，例如腎功能不全、肝炎

4. 癌症

5. 糖尿病

6. 痛風

►►► 二、發炎與感染

血管硬化、長期維持同樣姿勢產生腰酸背痛、年紀大的人身體某些部位常感覺到疼痛、老化等症狀，以上哪些項目你覺淂是發炎的身體反應呢？或許你會覺得，以上這幾項都不算是身體因為某種感染而引發的發炎反應。其實，沒有感染身體也可能發炎。

以往急性的發炎反應，比較能引起醫學研究團隊的興趣，但是現在的醫療科學研究證實，血管硬化也是一種發炎反應，而非之前普遍相信的單純老化現象；而腰酸背痛、上了年紀後身體感覺到的疼痛，是因為氧氣不夠讓細胞亢奮所引起的身體反應；最後，老化造成的發炎源自惡化的細胞，細胞本身不健康，讓發炎物質容易釋出，引起發炎反應。發炎反應遠比想像中複雜許多，「感染」通常會造成身體的發炎反應，但是，發炎並不一定是「感染」造成。

感染有各式各樣的類別，例如摔車挫傷、腳踩到鐵釘的刺痛，是屬於「機械式的感染」，也就是誰都可以一眼馬上看得出來的感染方式；另一種是病毒或是病菌入侵造成的發炎。舉例來說，感染流行性感冒時，濾過性病毒侵入體內引發的細胞亢奮發炎反應；還有一種是過敏性的感染，就是接觸到花粉、海鮮、雞蛋等過敏原就會發炎的一種感染。以上所舉出的例子，就是歸類在受到某種感染之後，所導致身體反應的發炎。發炎就是因為各種的「感染」，使得細胞遭受破壞或亢奮，引發身體某個部位或全身的反應。但是身體在沒有感染的情況下，也可能有會有發炎的情況，「發炎不一定有感染」，身體內生的刺激或傷害，也會產生發炎反應，即使沒有感染也會發炎。

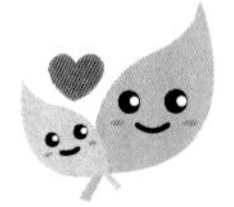

賴博士健康教室

為什麼會痛？

疼痛是身體發出的警報聲，是人體受傷或受到有害物質侵犯時的警告。因為人有痛覺，透過這個機制，讓我們可以在疾病的初期及時熄滅可能延燒的大火。列舉如下表：

疼痛部位	症狀	可能疾病
頭部	劇痛、視覺與聽覺障礙	偏頭痛
	劇痛、視覺與聽覺障礙、嘔吐、暈眩	中風
	劇痛、視覺與聽覺障礙、嘔吐、暈眩、頸椎發硬	腦膜炎
胸部	上臂抬起時疼痛	心肌梗塞前兆、動脈瘤
	平躺疼痛	動脈炎
上腹部	鑽心疼痛、噁心、嘔吐	膽絞痛、胰腺炎、心肌梗塞前兆（女性）
下腹部	劇痛、腹壁抽蓄、噁心	闌尾炎、膀胱炎、睪丸扭轉、子宮肌瘤、卵巢囊腫
背部	劇痛、大腿感覺異常	急性椎間盤突出
	上半部背擴散至下腹疼痛、頻尿、噁心	腎結石
大腿	持久疼痛	關節炎
小腿	鑽心劇痛、腫脹	靜脈血栓
	走路疼痛	動脈硬化前兆

▶▶▶ 三、沒有發炎症狀就是健康嗎？

身體對於突發狀況所導致的癢、痛、紅腫、發熱的發炎反應，因為感受明顯，容易察覺，而且造成人體的不舒服。所以只要發生這些明顯容易自覺的發炎反應，我們都會急著減緩這些症狀。

假設身體都沒有常見的搔癢、發紅、發熱、腫脹、疼痛等發炎反應，是不是就代表身體沒有問題，很健康呢？其實不是這樣的！

真正的可怕殺手，是不會引起發紅、發熱、腫脹、疼痛等能夠讓人自覺而有所防備的「炎症」。他就像是隱形殺手，當他靠近的時候無聲無息，如果一直都沒有發現的話，就會危及生命。沒有自覺症狀的發炎，沒有引起警告作用的疼痛或發熱等自我症狀，靜悄悄地一點一點帶走健康，而可能從原本血管構造、型態的障礙，慢慢變成嚴重的組織、器官上的疾病。

沒有自覺症狀的「炎症」以「動脈硬化」為代表，其他同類型的疾病如心肌梗塞、狹心症、腦出血、腎臟障礙、神經障礙等。以上這些類型的疾病因為不容易察覺，讓患者誤以為自己的健康沒有問題，所以當被診斷出疾病的時候，通常已經為時已晚，造成遺憾。當身體感覺到癢、腫痛、發熱的時候，絕對不是一時治標不治本的止癢或者止痛就能夠解決的，而是要覺察到細胞所傳遞出來的訊息。

既然知道發炎是因為細胞硬化，使得細胞裡面的發炎物質容易流洩出來所造成。那麼反過來說，如果能夠讓身體內的細胞就像軟軟的麻糬一樣，彈性好、健康有活力，不論受到多大的衝擊，細胞裡會造成發炎的物質都不會釋放出來。防止細胞亢奮，不就可以避免不必要的發炎，也就能維持身體健康。

沒錯！的確有物質能夠讓我們身體內的細胞柔軟有彈性，防禦不必要的發炎，以避免長期慢性發炎造成嚴重的疾病。這方面的介紹將在第三章詳細說明。

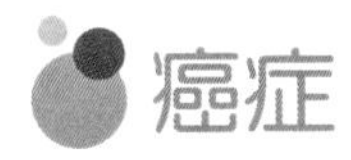

癌症

►►► 一、癌症是國人生命頭號殺手

台灣名導演楊德昌因腸癌併發症，不敵病魔；高雄縣長楊秋興、歌王楊烈也被腸癌所苦，所幸及時治療，現在比以前更重視養生調養；終身義工孫越前年因肺癌住院治療；去年副總統蕭萬長因肺腺癌開刀，同年飯店總裁嚴長壽發現罹患腎臟癌，摘除一顆腎。癌症似乎遠在天邊卻又近在眼前，極可能與自己產生關聯。事實上，癌症絕對不是名人的專利，市井小民、白領藍領、身價上億的富豪，不論你是哪一行，身在何處，癌症都有可能隨時下手！

有科學家直言，到了2017年，癌症的發生率將比現在至少增加50%。而在台灣連續27年，國人十大死因都由癌症奪冠，平均6分56秒就有一個國人罹癌，13分半就有一人死於癌症，未來癌症仍然是國人健康的最大威脅。國內男性最具威脅性的癌症是肝癌，每10萬人口發生率為125.9人；女性的頭號癌症則是乳癌，每10萬人口發生率高達152.8人。

男性癌症發生率是女性的1.4倍，罹患口腔癌與食道癌的比率，更是女性的10倍以上。另外在一項國內與癌症相關的研究證實，三餐都以外食解決而且步調緊張的都會區，以大腸癌及乳癌最常見。就年齡層而言，已經發現癌症的發病率隨著年紀成長而呈現越來越高的情況。

賴博士提醒您

誰是罹癌危險群？

1. 結直腸癌：

家中有2人得到癌症，有一等親得到結直腸癌的人，是結直腸癌的高危險群。另外有家族性息肉症、家族有結直腸癌病史，而本人得過乳癌、甲狀腺癌、潰瘍性結直腸炎、息肉症或曾得過結直腸癌的人，都屬於高危險群。超過50歲，應該每年接受糞便潛血檢查，而父母親、兄弟姐妹、子女曾得結直腸癌，更應該每5年進行一次全大腸篩檢。

2. 肝癌：

慢性的B型肝炎與C型肝炎是最主要的危險因子，酗酒也是一大禍首，連續10年每天喝超過80公克酒，罹患肝癌症的危險提高5倍，另外如抽菸、肥胖、脂肪肝、糖尿病、非酒精脂肪性肝炎、嚼食檳榔、黃麴毒素，還包括藥物、代謝相關的遺傳性疾病等，都會帶來罹癌危機。

3. 肺癌：

女性如抽菸、長期吸入二手菸或廚房油煙、接受女性荷爾蒙治療仍有抽菸習慣、空氣污染、肺部疾病如肺結核、慢性阻塞性肺病、支氣管擴張症及肺纖維化、家族病史等因素等，都是罹患肺癌的導火線。

4. 乳癌：

有幾種情況是罹患乳癌的高風險群，例如初經早或停經晚、身體其中一邊乳房得過乳癌、家族中曾有一等親屬曾經罹患乳癌、沒有哺乳經驗、未生育過、30歲之後產第一胎、使用荷爾蒙補充劑等。女性應每月進行乳房的自我檢查，35歲之後每年至醫院檢查；45歲之後，每2年進行乳房x光攝影檢查。

5. 子宮頸癌：

子宮頸癌是因為性行為感染人類乳突病毒所導致，所以凡是有性行為的女性都應該定期每3年進行一次子宮頸抹片檢查，而交友關係較複雜、太早有性經驗的人尤其應該特別注意安全性行為。

6. 口腔癌：

有吸菸、喝酒、嚼檳榔習慣的人，是罹患口腔癌的高危險群。18歲以上有上述習慣的人，應該定期接受口腔粘膜檢查。

7. 胃癌：

胃癌的發生與飲食、生活習慣有高度相關。常吃煙燻、燒烤、醃漬、高鹽的食物如醬菜、鹹魚等，食用硝酸鹽和亞硝酸鹽防腐劑的加工食品，其他如幽門螺旋桿菌、慢性萎縮性胃炎與黏膜腸上皮化生、胃息肉、遺傳等，都可能導致胃癌的發生。

▶▶▶ 二、癌症拉警報

根據世界衛生組織的統計，每年癌症在全球奪走約600萬人的性命，到2020年時，全球罹患的人數將高達1500萬人。而台灣每年因癌症死亡人數約4萬人，衛生署預估當2020年到來，65歲人口達14%時，癌症發生率將高達10萬人。許多人因為癌症失去寶貴的生命，然而至今科學家仍然對癌症束手無策。

癌細胞原本也是身體內細胞守衛軍的一員，但是有一天突然背叛所有的弟兄，成為叛軍，與其他的細胞守衛軍作對，成為身體裡流竄的壞份子。細胞守衛軍也不是好惹的，即刻派出許多追捕狙擊的殺手，同時許多撲滅叛軍的武器也會被製造出來，攻擊捉拿叛軍壞份子。癌細胞既然決定反叛，當然不會輕易投降，為了擊敗攻擊自己的

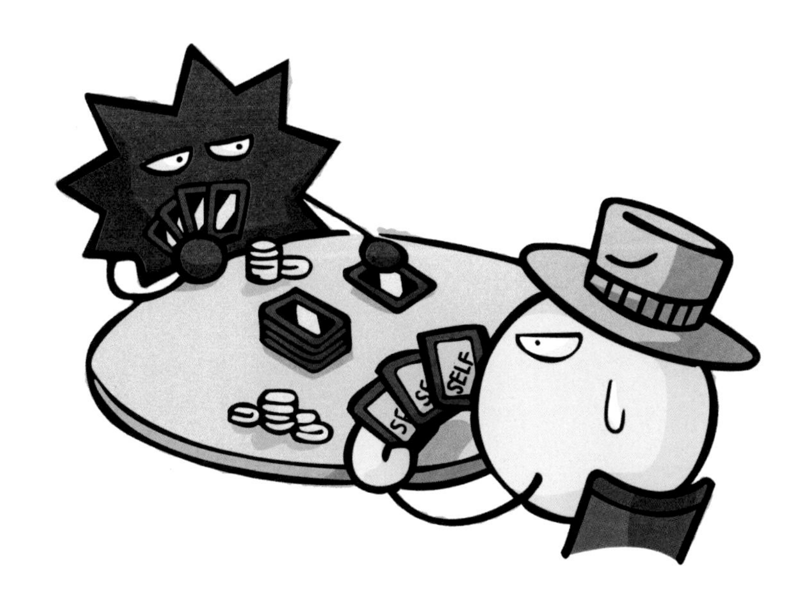

狙擊殺手，反叛的癌細胞也會自己製造武器，企圖瓦解細胞守衛軍的攻勢，雙方於是就在身體裡展開癌症與免疫細胞的一場大戰。

另外提升致癌風險的還有自由基。身體每天被自由基攻擊73000次，而根據研究顯示，自由基和100多種疾病有相關。

自由基來自人體的新陳代謝氧化過程的副產品，另外在病毒、細菌入侵時，白血球會利用自由基吞噬敵人，這時也就是身體發炎的時候，體內會有大量的自由基。自由基也可能來自外在的環境，例如抽菸、喝酒、環境汙染、毒素、藥物濫用、紫外線、輻射；或是長期處在壓力狀態下，緊張、鬱悶、焦慮等情緒困擾，睡眠不足、營養失調都可能產生自由基。

自由基會和身體起氧化的反應，造成氧化傷害，使得細胞失常，破壞DNA、蛋白質、脂質等基本構造，導致突變、損害，讓身體飽受癌細胞威脅。要消除自由基必須靠體內的抗氧化能力，如能維持正常的動態平衡中，就能消除多餘的自由基，讓身體保持健康。食物中的維生素C、維生素E、β胡蘿蔔素、銅、鋅、硒、 鐵、綠茶等能幫助人體抗氧化。除此之外，適時釋放沉重壓力、培養正當的休閒活動，走向戶外，也是解除身體的氧化壓力的方法。

癌症算是一種基因出錯的疾病，當累積一定數目的突變基因，無法抑制增生和擴散，將會失控。癌細胞和一般正常細胞的形狀和生長特性很不一樣，病灶會發生在不同身體器官、組織，在治療癌症時，不同體質會對不同的治療方法、使用藥物、產生反應及感受上的差異。

癌症並非短時間內就會造成，人的年紀越長，相對來說，罹患癌症的機率也就提高一些。除了基因異常，外來的致癌物質可能產生癌細胞免疫系統退化，其他如飲食習慣、生活作息、職業環境等因素，都可能提高罹患癌症的風險。

所幸大部分的癌症都是可以預防的，癌症雖然有先天基因上的因素，但是個人生活型態、外在環境影響，更是主宰的重要關鍵！擁有正確的飲食觀念、維持良好正常的生活作息，搭配適當的運動等，過著健康正向的生活型態，就能大幅降低罹患癌症的風險，將癌症拒於門外。定期接受篩檢，在癌症初期及早發現，及早治療，以目前的醫學技術而言，早期發現，每3人就有1人可以治癒。深入細胞的世界，深切反省自己的生活型態，善待細胞，癌症絕非絕症。

►►► 三、食物種類、生活型態與癌症發生的證據

	降低癌症危險性	增加癌症危險性
可信的證據	1. 運動可以降低大腸癌危險性 2. 餵母乳可以降低更年期前乳癌危險性 3. 活性 γ –亞麻仁油酸	1. 黃麴毒素會增加肝癌危險性 2. 酒精會增加口腔癌、食道癌、男性大腸癌、更年期前或後的乳癌的危險性 3. 肥胖會增加胰臟癌、食道癌、大腸直腸癌、更年期乳癌、內膜癌、腎臟癌的危險性 4. 紅肉、加工肉類會增加結直腸癌的危險性 5. 水含砷會增加皮膚癌的危險性

	降低癌症危險性	增加癌症危險性
可能的證據	4. 蔬菜水果可能降低口腔、食道癌、胃癌的危險性 5. 水果可能降低肺癌、胃癌、食道癌的危險性 6. 蔥蒜類可能降低胃癌、大腸癌的危險性 7. 高葉酸食物可能降低胰臟癌的危險性 8. 運動可能降低更年期後乳癌、內膜癌的危險性 9. 牛奶、鈣可能降低大腸癌的危險性 10. 高胡蘿蔔素食物可能降低肺癌、食道癌的危險性 11. 高維生素C食物可能降低食道癌的危險性 12. 高茄紅素食物可能降低前列腺癌的危險性 13. 高硒食物可能降低前列腺癌的危險性	6. 酒精可能增加肝癌、大腸癌的危險性 7. 廣式鹹魚可能增加鼻咽癌的危險性 8. 鹽分可能增加胃癌的危險性 9. 肥胖可能增加膽囊癌的危險性 10. 腹部肥胖可能增加內膜癌、更年期乳癌的危險性 11. 高鈣可能增加前列腺癌的危險性 12. 成人增加體重可能增加更年期乳癌的危險性

資料來源：World Cancer Research Fund International（世界癌症研究基金會）

▶▶▶ 四、癌症的轉移

癌細胞能夠擴散轉移到其他器官，是癌症危險又致命的特性。癌症嚴重的往往不是原本的惡性腫瘤，而是因為後來的病情擴散、轉移到其他器官而使得生命受到威脅，根據統計，癌症死亡病例中只有不到10%是因為原本的腫瘤而致命。

相較於基因變異造成癌細胞，牽涉數十種基因變異的癌細胞的轉移複雜許多，例如乳癌轉移到肺臟，肺臟轉移到腦部，都有特殊的地方，涉及基因與分子的層面。癌細胞的移轉是一個連續的過程，癌細胞生根在器官內壁表層，要轉移得先脫離細胞本身與器官的連結，從層層束縛的周遭組織鑽出來以後，改變形狀，長出所謂的「腳」，開始轉移的過程到新環境，期間必須通過層層關卡經歷各種途徑，抵達不相連續的組織或器官部位，才能繼續生長成為新的同性質的繼發瘤。在從原本的腫瘤處剝落脫離之前，癌細胞已經先派出某些細胞當作先遣部隊，去把目標地點設置一個適合癌細胞生長的地方。

癌細胞轉移的特性，大幅提升了治療上的困難度與死亡率。癌細胞的轉移可能經由局部侵襲周圍正常的組織，或者透過血液、淋巴系統轉移入侵身體其他器官。癌細胞的轉移過程大致可分為三類：

1. 播種性轉移：

從腫瘤表面脫落癌細胞，因為重力的關係，落在胸腔、腹腔、脊髓腔的下緣，如肋膜角、直腸膀胱窩、顱底等地方，找到新的地方生長，直到威脅生命的數量。

2. 血行性轉移：

血行性轉移顧名思義是利用全身血液的流動而擴散開來。癌細胞一開始就侵入血管或進入淋巴管，再進入血管，流竄全身。一連串的反應存在血管最內側的內皮細胞，與動脈硬化過程相似，會出現內皮細胞的沾接因子和各種炎症的發炎反應。另外血小板的凝聚反應也和這種轉移有關。腎癌、乳腺癌等轉移到肺；肺癌常轉移到腦；腸胃道癌常轉移到肺和肝；前列腺癌則容易擴散到骨。

3. 淋巴性轉移：

淋巴性轉移是隨著淋巴的移動的一種癌細胞擴散方式，各種癌症都可能發生這種管道的轉移。一開始先到局部的淋巴結，之後繼續轉移到鄰近或比較遠的淋巴結。以乳腺癌為例，轉移的路徑可能先到同側腋窩淋巴結，接著轉移到鎖骨附近淋巴結，也可能到較遠的對側腋窩淋巴結。

癌細胞轉移到新環境之後，不一定能順利增長，有些立即死亡；有些分裂幾次之後才喪命；有些則會藏匿起來；只有少部分適應良好，生長快速，等到發現時已經成為惡性腫瘤。

癌細胞似乎特別偏好轉移到肺臟和肝臟、骨骼與腦部等這些重要目標器官，或是特定部位生根繁殖，似乎也有自己比較適合的器官、位置。有醫學研究認為，這可能是因為癌細胞隨著血液轉移時，會卡在適當大小的血管；另外有一種說法主張是因為一種特殊的蛋白質會使得癌細胞停留繁殖。如果以種子與土壤的關係來看，癌細胞就像種子，特定器官就是土壤，有些癌細胞特別容易在某些組織或器官，某些器官特別容易接納某種類癌細胞，例如直腸癌會侵襲肝臟；前列腺癌偏好骨骼；乳癌經常轉移到肺臟、肝臟、骨骼與腦部，都是常見的病例。

目前科學家對癌細胞轉移過程的某些環節，仍有尚待了解的部分，還需要深入研究變化的基因與分子產物，也尚且沒有任何治療法或是藥物能真正阻斷癌細胞轉移。但科學家仍相信如果能夠透徹了解，並且抑制癌細胞的轉移的機制，使移轉過程中斷，而且逆轉癌細胞佈置目標地點的話，對於癌症預防與醫療將是革命性的突破。

現在醫學界，對於癌細胞轉移的知識與證據正在快速的累積，相信突破性的醫療方法應該指日可待。然而在這之前，善待自己的細胞，讓自己活得更有品質，預防癌症發生，「防患於未然」，耐心多聽細胞的回應，身體內的細胞自然樂於配合，提升自己的細胞力才是最聰明的作法。

►►► 五、抑制癌症轉移的新發現

現在的醫療技術還沒有辦法防止癌症的形成，所以研究癌症的科學家們，試圖找出中斷癌細胞轉移的過程，並將此視為未來癌症預防與治療上，深具發展潛力的方向與目標。目前科學家不斷地探討及發現新的癌症轉移機制，科學家對於阻絕癌細胞轉移的方向有幾個方面，除了希望能了解，為什麼某些癌細胞特別容易轉移到某些器官，還期待能克服正常細胞在癌細胞轉移之後，擔任幫兇促進腫瘤生長的機制。

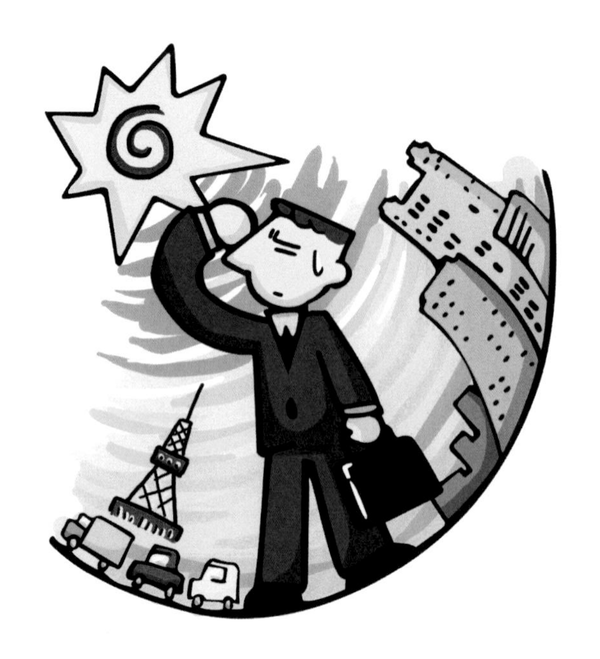

進一步深入基因的層面，有科學家認為，癌細胞能啟動人類在胚胎時期，細胞轉移的連續過程，所以才能跨越種種障礙，進行癌細胞轉移的連續過程。另一項基因研究成果是找到十多個「轉移抑制基因」，能移植到器官內部，將來有可能作為抑制癌細胞轉移之用。在2010年，醫學界又發現癌細胞轉移的關鍵在「蝸牛基因」，細胞裡的蝸牛基因如果很活躍，癌細胞轉移的機會大增，但是可惜的是現在還沒找到關掉蝸牛基因的按鈕。

2009年，國內已經有醫學團隊發現抑癌基因影響癌細胞轉移的新機制，對於癌症治療是一項重大的成就。發現的抑癌基因與肝癌、肺癌、胃癌、食道癌、結腸癌、卵巢癌、膀胱癌、乳腺癌、前列腺癌等，幾乎是半數的人類癌症有關。在正常細胞中就有這種抑癌基因的存在，可以抑制癌細胞轉移的能力。然而如果有一天，基因發生變異，將會失去維持蛋白質穩定性的功能，將使得癌細胞能自由攻擊轉移，最後將無法阻擋癌細胞轉移到身體各處。由此可見，擁有強健的細胞力，健康才不遠離你，提升細胞的健康活力是多麼重要的事！

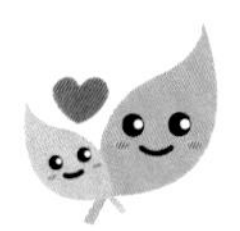

賴博士健康教室

經醫界研究發現，癌細胞移轉的關鍵，在於細胞裡頭一種叫做蝸牛基因。蝸牛基因「Snail轉錄因子」最早在果蠅體內發現，後來發現人類身上也有，因為會爬且以緩慢的速度移動，故亦稱「蝸牛基因」。癌細胞移轉之關鍵，在於細胞裡中的蝸牛基因，如果蝸牛基因太活躍，癌細胞移轉的機會就會增加，罹患肝癌者動手術割除癌細胞，卻仍舊復發，乃因蝸牛基因已被啓動，因而導致癌細胞轉移。

心血管疾病

心血管疾病是指運輸血液的器官、組織，也就是循環系統方面的病症，例如：心臟病、腦血管疾病、高血壓、糖尿病、中風、心肌梗塞等發生在心臟、血管部位的疾病。衛生署於2010年最新公布的一項統計顯示，2009年國人前十大死因，因心臟疾病死亡共 15,093人，占死亡總人數比例的10.6%；因腦血管疾病致死共 10,383人，占死亡總人數比例的7.3%；因糖尿病失去生命者共8,229人，占死亡總人數比例的5.8%，分居第2、3、5名。由以上的數據顯示，心血管疾病的盛行率與死亡率，已經嚴重危及國人健康，不容小覷。

▶▶▶ 一、動脈硬化是主因

從國人歷年疾病罹患率與致死率的研究與統計，可以發現動脈硬化是國人健康的重大威脅。二十一世紀的台灣，更加富裕、進步，但現代、便利的生活，帶來的卻是高膽固醇、高油脂的歐美化飲食。讓身體的動脈逐漸肥厚、硬化、機能降低，動脈血管變窄，慢慢阻塞住，血液不能暢行無阻，形成血流障礙；造成動脈壁失去應有的彈性，導致動脈變形、甚至破裂，最後人也就順理成章成為心血管疾病候選人。

動脈硬化性血管疾病，是一種全身性的疾病，最常見的屬「粥狀硬化」，通常發生在大動脈、冠狀動脈、腦動脈、腎動脈、四肢動脈等足以讓人致命的部位。在血管中直接與血液接觸的是「內皮細胞」，假使內皮細胞不斷遭受壓力，發生病變，引爆發炎反應，將造成動脈硬化。

發生動脈硬化的過程

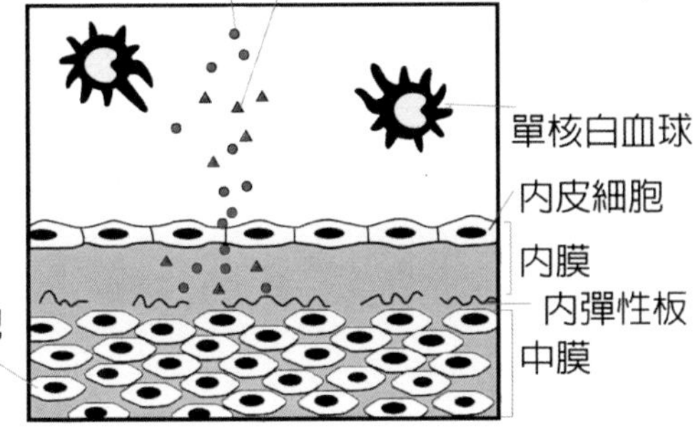
LDL膽固醇
殘存膽固醇
(Remnant Cholesterol)
單核白血球
內皮細胞
內膜
內彈性板
平滑肌細胞
中膜

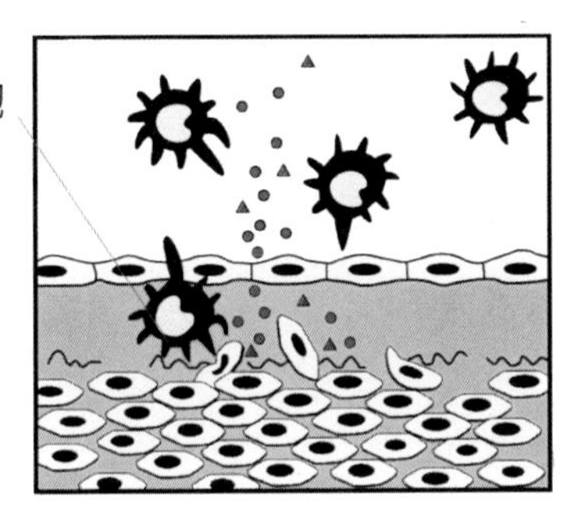
巨噬細胞

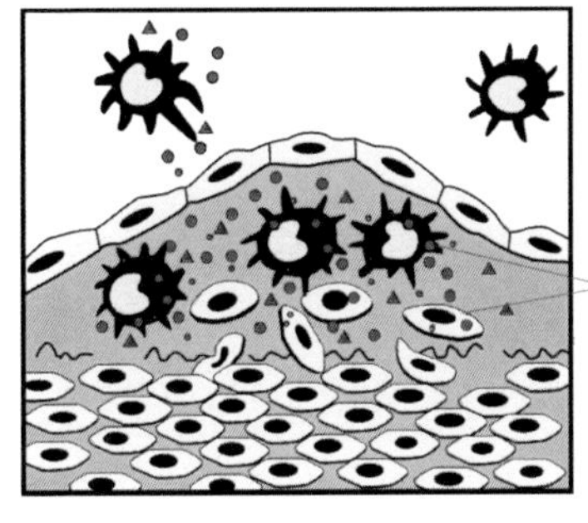
泡沫化細胞

動脈硬化使得身體的各個部位發生病變，將導致不同疾病。如果動脈硬化發生在心臟的冠狀動脈，將導致「心肌梗塞」或「狹心症」；在腦部發生，就成為「腦梗塞」；而四肢動脈發生硬化的疾病，則是「慢性動脈閉塞症」、「腎臟病」等。

一般心血管病與動脈硬化的關係密切，以罹患心臟疾病的人而言，通常病患的動脈硬化病史都已經發展很長一段時間，甚至可能接近十年的光景。前文提到的慢性炎症與動脈硬化的關聯，是近年醫療科學研究著重的項目，對於心血管疾病的肇因、預防、治療等方面預計將有很大的突破。

▶▶▶ 二、心血管疾病的高危險群：

1. 年齡因素：

40歲以上為高危險群。如果沒有家族病史，男性應從40歲開始，女性則從50歲開始，進行心血管疾病檢查。然而根據衛生署最新統計資料顯示，98年國人的死因，30～39歲青壯年死於心血管疾病的比例逐年升高，為11.3%，僅次癌症的18.3%，顯示國內因罹患心血管疾病致死的年齡層有降低的趨勢。

2. 性別因素：

男性較女性容易罹患心血管疾病。男性首次發作心血管病約在45歲，女性則晚了10年。但是女性停經之後，罹患心血管疾病的機率則提高。

3. 家族遺傳因素：

若有心血管疾病的家族病史，可能增加罹患心血管疾病罹患機率。

4. 疾病因素：

高血壓（收縮壓≧130mmHg，舒張壓≧85mmHg）、高血糖（空腹血糖值≧110mg/dL）、高血脂（三酸甘油脂≧150mg/dL）的三高族，或者糖尿病、腎臟病、痛風、高膽固醇、憂鬱症等，以上疾病都將提高心血管疾病的罹患風險。

5. 生活習慣因素：

不良的飲食習慣、缺乏運動、熬夜、喝酒、抽菸等，可能導致大幅提高罹患心血管疾病的機會。

6. 肥胖因素：

一旦肥胖，體內的血膽固醇、血脂肪將偏高，容易引發冠狀動脈硬化、高血壓、心臟病，是心血管疾病的高危險群。

7. 其他因素：

長期處在噪音環境、營養不良等，得到心血管疾病的機率將比一般人高。

▶▶▶ 三、預防心血管疾病三大關鍵

避免致病的危險因子

之前已經提到應盡量避免內皮細胞遭受壓力，以防止動脈硬化的發生，才能相對減低罹患心血管疾病的危險。

動脈硬化與心血管疾病有極大的關聯，但是動脈硬化常來得無聲無息、沒有明顯徵兆，就像是一個默劇殺手。另外，現在已經所知心血管疾病相關的危險因子，包含有：糖尿病、膽固醇、高血壓、年齡、家族史、性別等，應及早警覺，面對可改變因子，積極控制、改變。

內皮細胞的壓力來源，譬如：糖尿病、膽固醇、高血壓、高脂血症、高尿酸血症等疾病，都將成為點燃動脈硬化的引線。而不良的生活習慣，例如：抽菸、高壓力、運動不足等也是不可小看的致病因子。另外，還要注意不可讓身體發生某些感染，因為感染也可能會使得內皮細胞發生慢性炎症。

要真正預防心血管疾病，應對不可改變的危險因子提高警覺；面對可改變因子，積極控制、改變。

改善不健康的飲食習慣

1. 遵守「低鹽、低糖、低熱量」的原則：

肥胖容易導致心血管疾病，而要避免肥胖，平日的飲食控制就顯得相當重要。烹煮食物應掌握「低鹽、低糖、低熱量」的原則。

2.天天多蔬果：

多吃蔬果也能預防心血管疾病。蔬果中含有豐富的維生素、礦物質、纖維素、酵素等，不僅能抗氧化，還能預防膽固醇堆積，有效幫助血液循環，維持血管壁彈性。

3.每日食好油：

攝取好的油能防止血管阻塞、活血化瘀，預防壞膽固醇過高產生的危險。根據美國RDAs的建議，每日攝取油脂的標準量，ω-3為總熱量攝取的1%、ω-6占 5%。每日選擇好油，能有效預防心血管疾病的發生。

4. 攝取抗氧化的食品：

攝取抗氧化的食品能助細胞抵禦自由基的攻擊，阻斷脂質過氧化的連鎖反應，避免動脈硬化。除了可以從食物獲得抗氧化劑，另外，譬如兒茶素、茄紅素、葡萄籽等，也是很好的抗氧化物質來源。

使用活性γ-亞麻仁油酸（Mucor oil 美肌油）

來自地中海地區的草本植物──亞麻，自古以來深受歐洲地區人民的喜愛。亞麻仁不僅是美食佳餚，也是治病的良藥。

亞麻仁油含有豐富的omega-3脂肪酸，屬於一種抗炎性脂肪酸。能有效抑止產生炎症性組織介質與沾黏因子，並且順暢血流，防止血栓。能有效預防動脈硬化，防止心血管疾病的發生，對於改善身體組織發炎、降低高血壓、防止冠狀動脈疾病有長足的效果。除此之外，在改善代謝膽固醇方面也廣受矚目。

心血管疾病患者適用（Mucor oil）美肌油

1. 適用對象：

高血壓、動脈硬化、血液循環障礙、腦中風、腦栓塞、慢性動脈閉塞症、心肌梗塞等。

2. 改善原因：

GLA（γ-亞麻仁油酸、Mucor oil 美肌油）轉換成PGE1幫助血管擴張，控制血小板過度凝集，高血壓會逐漸降低。

3. 好轉現象：

【高血壓患者】頭會有重重的感覺，頭暈現象會持續1～2個星期。

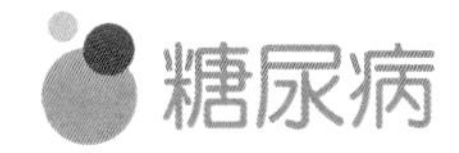

糖尿病

糖尿病就是俗稱的「富貴病」，肇因於民眾的生活型態改變，水準不斷提升，在飲食上講究美味、精緻，但往往也就造成營養過剩，導致肥胖，致使罹患糖尿病的風險相對提高。另外人口逐漸老化的趨勢，也是造成罹患糖尿病的患者不斷攀升的原因之一。

根據行政院衛生署的最新統計數據顯示，國人前十大死亡原因，從民國76年到最新的數據顯示，糖尿病都位居前5名，可見糖尿病對國人威脅的程度。糖尿病患者的另一趨勢為患者有越來越年輕的趨勢，值得關注。而從健保局的估計而言，目前全台灣患有糖尿病的患者約有105萬人，每10個成人就有1人是糖尿病患者，其中9成以上罹患的是第二型糖尿病（非胰島素依賴型），是胰島素阻抗和胰島素分泌缺陷所造成。糖尿病的症狀通常是慢慢發生，初期並不容易發現，有很多第二型糖尿病者對於自己生病渾然不知，通常8年後才會被診斷出來，所以假使加上不知道自己罹病還沒就醫治療的人數，恐將突破130萬人。

台灣既有脂糖尿病病患，仍有大部分患者處於血糖控制不良狀態（血糖過高或過低），是慢性併發症的高危險群，危及全身血管系統，例如：視網膜病變、腎臟病變、神經病變、動脈硬化，甚至引起心臟病、中風，造成失明、洗腎和截肢。

賴博士提醒您

典型糖尿病的初期症狀

1. 吃得多：

用餐之前饑餓感特別強烈，食量大，但反而變得越來越瘦，精神不濟、體力也不好。

2. 喝得多：

已經喝下很多水，還是覺得口渴。睡著後還是會口渴想喝水。

3. 尿得多：

小便的次數又多又頻繁，夜裡常要起床上廁所。

►►► 一、血糖失控　全身受害

身體健康的人，能夠從食物攝取的醣類，消化分解成為葡萄糖之後，藉由胰島素的幫助，讓細胞吸收，成為能量來源之一，以支持細胞的正常運作。糖分是身體不可缺少的物質，提供細胞能量來源，尤其是腦細胞，一旦糖分不足，腦細胞的能量透支，將造成危險。細胞利用之後，剩餘的葡萄糖，將被儲存在肝臟，在身體需要的時候提供糖分。

如果身體裡的細胞附近有充足的糖分，是不是就代表細胞能夠得到充分的能量呢？

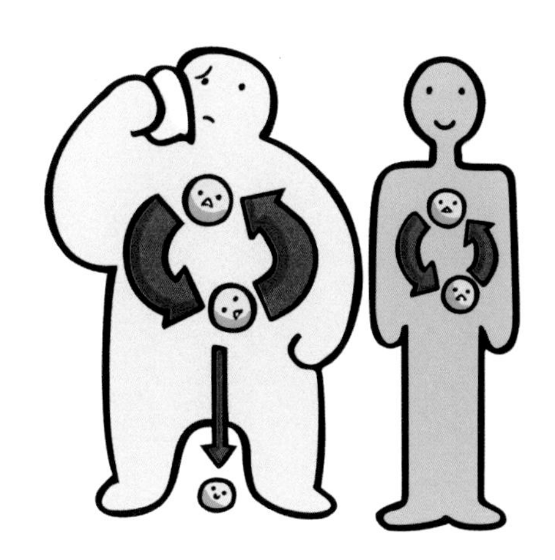

其實不然。細胞要順利吸收糖分，還需要「胰島素」的幫助。如果胰臟分泌胰島素的功能不佳或者分泌不足，使得大量的糖分只能在血液裡流竄，不能進入細胞被吸收利用，這種血液裡有過多糖分的情況就是「高血糖」的狀況。

一旦血液裡的糖分太多，超過腎臟的負荷，就會經過尿液排出，這就是「糖尿病」名稱的由來。原本腎臟會從血液粗略過濾原尿液，回收可再利用的物質，重新吸收之後回到身體，健康的人經過這道程序，尿液中並不會有糖分存在。但是糖尿病患者體內的胰島素無法有效地運用，原尿液的糖濃度過高，腎臟很難全部回收，造成多餘的糖分從尿液滲出。

尿液試紙如果呈現陽性，表示血糖至少飆升超過160mg/dl。血糖超過腎臟運作機制的範圍，由尿液中流失，偏高的血糖促進糖化作用傷害身體內的器官。

糖尿病，真正的危險在於血糖失控，糖化造成身體血管系統病變，引發炎症反應，悄悄侵襲全身器官，導致微血管病變，如網膜症、神經障礙、腎臟病等疾病；或者造成大血管病變，如腦梗塞、心肌梗塞、動脈阻塞等疾病。八成左右的糖尿病患者至少合併一種併發症。

賴博士提醒您

可怕的併發症

- 糖尿病患發生視網膜病變的機率是正常人的17倍
- 糖尿病患比一般人多4倍失明機率
- 糖尿病患發生心臟血管疾病的機率是一般人的4倍
- 糖尿病患比一般人多4倍中風機率
- 洗腎病患中1/4是糖尿病患者

▶▶▶ 二、糖尿病的高危險群

1. 年齡因素：

40歲以上為高危險群。依據衛生署國民健康局的統計，國人45歲以上，每10人有1人；超過65歲則是每4個人有1人罹患糖尿病。但是臨床上也有兒童或年輕人罹患糖尿病。建議年紀超過40歲以上成人，應每年接受健康檢查，及早發現及早治療。

2. 家族遺傳因素：

父母或兄弟姐妹罹患糖尿病者，有家族病史的人，特別容易罹患糖尿病。

3. 疾病因素：

患有高血壓、高膽固醇、心血管疾病、多囊性腎病變、原因不明的神經病變、代謝不全症候群、有傷口難癒合的情況。

4. 健康因素：

被診斷出空腹血糖過高或異常、葡萄糖耐受性不佳、血糖大於或等於110mg/dl、高密度脂蛋白膽固醇小於或等於35mg/dl、三酸甘油脂大於或等於150mg/dl。

5. 生活習慣因素：

不良的飲食習慣、缺乏運動、抽菸等。

6. 肥胖因素：

男性腰圍超過90公分；女性腰圍超過80公分。肥胖也是造成兒童或年輕人罹患糖尿病的原因之一，國內6～18歲的年齡層中，體型最胖的前5%，幾乎都有第二型糖尿病。

7. 其他因素：

曾經罹患有妊娠糖尿病病史、嬰兒體重超過4公斤等因素。

►►► 三、預防糖尿病的關鍵

改善不良飲食習慣

糖尿病患者血糖與飲食的自我控制，是預防與治療病情的重要關鍵。血糖控制得好，不但可以延後，甚至可以避免併發症找上門。糖尿病無法根治，維持正常的血糖是生活的目標，也應該成為一種生活態度。

要控制血糖並不代表從此與米飯、麵條、吐司、饅頭等醣類食物斷絕關係，而是在控制份量。畢竟醣類食物是身體細胞的營養與能量的來源之一，是人體不可少的營養素。

另外也應拒絕會引發罹患糖尿病風險的飲食，尤其高熱量、高油脂、高糖分的食物，如速食、甜點、油炸物、含糖飲料等，以免成為自己血糖破表的兇手。

少油烹調

糖尿病患可以透過烹調方式的改善，讓自己的平日飲食少油更健康。例如：改以煨、蒸、水煮、烤的烹調方式；先去掉肉的脂肪、事先舀掉湯上的浮油、使用不沾鍋、利用低脂調味料提升食物味道等。

少熱量多纖維

食物的種類對於血糖的影響很大，想要預防血糖的飆升，並且降低熱量，同時具有飽足感，應多吃蔬菜類纖維質含量豐富的食物。即使吃進較多的分量，相對於其他食物，熱量還是比較低。

健康吃好油

適當在涼拌或者清炒的時候，加入苦茶油、芥菜子油、橄欖油等，能讓食物較為美味，同時增加飽足感。另外，γ–亞麻仁油酸在國外也被使用在治療糖尿病性神經障礙的病人，平日補充營養速食，也不能忽略。

養成運動的習慣

運動的好處眾所周知，不勝枚舉。運動能降低膽固醇、三酸甘油脂、控制體重，還能增加身體對胰島素的敏銳度、促進胰島素的功效，達到控制血糖的目標。持之以恆維持運動習慣，不只減掉了身體裡多餘的脂肪、提升心肺功能，同時能促進細胞利用胰島素，防止糖尿病找上門。

糖尿病患者適用（Mucor oil）美肌油（活性γ–亞麻仁油酸）

1. 適用對象：

血糖過高、細胞對胰島素感受性弱、糖尿病引起的皮膚潰爛、傷口難以癒合、預防視網膜病變。

2. 改善原因：

活化細胞使接受體敏感度增加，幫助傷口癒合，避免截肢。

3. 好轉現象：

有時會有一時增加排出的糖分，手腳也會有水腫的現象。血糖恆定值逐漸恢復正常。

經前症候群

有很多女性朋友，固定每隔一陣子就會有一段時間，特別無精打采、煩躁不安、心慌、暴躁、沒來由的怒氣，在情緒特別低落，看誰都不順眼！除了心理、精神、情緒上的反應，生理上則會出現：肌膚敏感、下腹、乳房腫脹、四肢浮腫、頭痛、腰痠、便秘等症狀。這些在月經來臨前的徵狀，統稱為「經前症候群」（premenstrual syndrome，簡稱PMS），臨床顯示，超過200種的症狀，可能都和經前症候群有關。經前症候群發生於月經週期的黃體期，大約在月經開始前2週，月經來潮以後，症狀會解除。根據醫學研究，大約有5～8成的女性或多或少都會有一些症狀，差別只在程度的輕重，全球估計約有4億的女性受到影響。

經前症候群嚴重的話，有憂鬱、暴力，甚至自殺傾向，已經危及正常生活與工作。在月經開始的時候就消失，直到下次月經開始前再度出現。另外，在月經來臨前夕，除了經前症候群的症狀，遺傳性過敏皮膚炎、氣喘也容易在此時惡化。女性身體在週期性的改變下，在體內展開一連串微妙而神秘的改造運動。

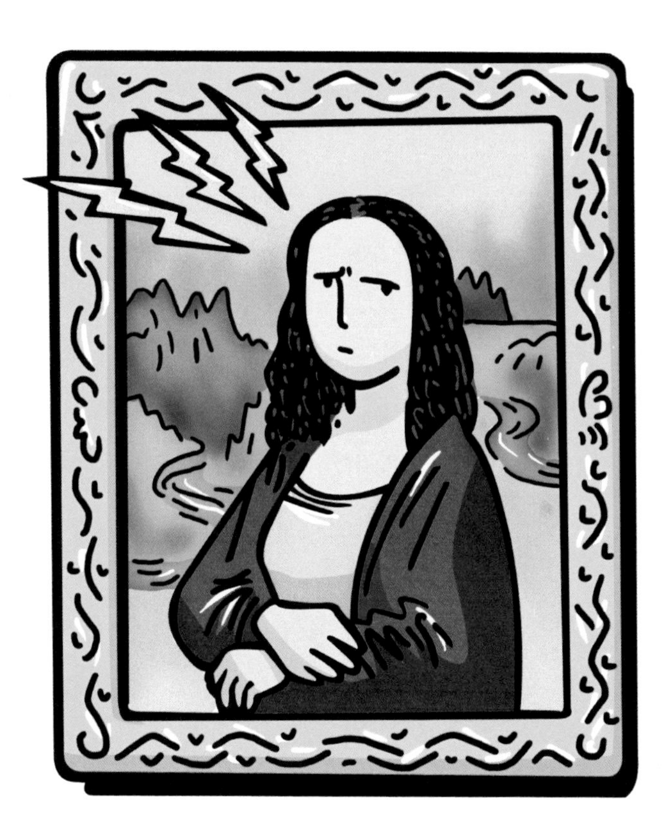

▶▶▶一、經前症候群的原因

一般相信經前症候與女性荷爾蒙分泌失調有關。從細胞的觀點來看，則是與接受荷爾蒙有關的「細胞膜感受性」出了問題。

曾有科學家推測，經前症候群的發生是因為月經來臨前，血液中的γ–亞麻仁油酸、亞油酸的含量變少，導致亞油酸代謝到γ–亞麻仁油酸的脂肪酸失調。

其實導致經前症候群的原因還不明朗，或許是黃體素和雌激素分泌的消長，所引起的荷爾蒙的改變，或者是身心壓力大、睡眠不足、新陳代謝失調。也有可能是營養不均衡，例如飲食習慣不良，經常攝取高油、高脂、太甜、太鹹、缺乏維生素B6等所導致。

►►► 二、經前症候群的高危險群

如果有下列情形，是經前症候群的高危險群：

1. 年齡：

在25～35歲的女性可能開始會有症狀產生，其中超過85%的女性至少有1個以上的症狀，約有2%～10%的女性的症狀甚至嚴重影響到日常生活與工作。

2. 健康：

有嚴重疲勞、腰酸背痛、嗜睡、工作提不起勁、水腫、皮膚乾燥脫屑、胸痛、下腹脹痛、背痛、關節痛、腹部絞痛、便秘、勞累、心悸、體重增加等。

3. 情緒：

憂慮、易怒、緊張、焦慮、沮喪、驚恐、情緒低落、不自覺發怒、無精打采、情感失控、孤癖、歇斯底里哭泣、社會行為異常等。

4. 飲食：

三餐不規律、喜歡吃甜食、吃太鹹、吃太油、冰冷、含咖啡因飲料等。

5. 其他：

過度減肥、沒有運動習慣、長期杵在高度壓力下等。

▶▶▶ 三、預防經前症候群的關鍵

營養均衡 適當補充維生素B群

預防勝於治療，平日飲食應注重營養均衡，在月經來潮前多攝取含豐富維生素B群、C、鐵、鈣、鋅等營養素，幫助促進血液循環，同時可緩和緊張情緒。

維生素B群，能減輕月經前易怒及焦慮不安的情緒；舒緩疲倦的精神，調節乳房、下腹的腫脹疼痛感等症狀。全穀類（全麥麵包、糙米、麥片等）和堅果（腰果、核桃、花生、瓜子）的食物在經前就可以多吃。維生素C，也有趕走憂鬱、安撫不穩情緒的作用。

在飲食上則應該選擇烹調清淡、少調味料、少鹽、少油、高纖的食品，高鈉的食物容易引起水腫和乳房腫脹；同時少碰咖啡、可樂、茶、巧克力等食物，以避免高糖分造成血糖起伏太快，而加劇情緒的波動，其中的咖啡因還會讓不穩定的情緒火上加油；並且要注意避免吃冰冷的食物，以免造成身體血液循環不良。

γ－亞麻仁油酸對於經前症候群
（Prementrual Syndrome：PMS）之改善效果

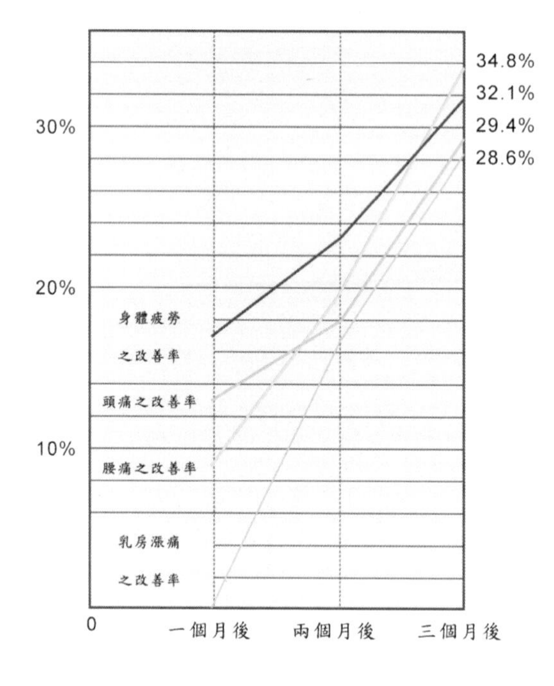

〔徵狀別百分比〕

徵　狀	（％）
身體疲勞	59.6%
焦慮	53.2%
腰痛	48.9%
腹部腫脹感	48.9%
失眠	48.9%
易怒	44.7%
頭痛	36.2%
乳房脹痛	29.8%
臉部浮腫	27.7%
憂鬱	19.1%

-亞麻仁油酸（換算純品）

攝取量	36mg/日
期間	3個月

實驗人數47名

19～21歲	25名
22～24歲	17名
25～35歲	5名

（平均年齡21.9歲）

持續運動

經研究證實，每週最少3次，每次30分鐘的有氧運動，能幫助有效改善經前症候群。持續運動不僅能減緩經前症候群帶來的生理上症狀，還能紓解心理上的緊張、焦慮、抑鬱，釋放壓力也帶來心理上的快樂。

使用γ–亞麻仁油酸（Mucor oil 美肌油）

月經來臨前，如果已經調整飲食、適當運動之後，仍然無法忍受經前症候群帶來的症狀，建議用γ–亞麻仁油酸（Mucor oil 美肌油）。

曾有醫學實驗讓47位19～35歲的女性服用3個月的γ–亞麻仁油酸，研究結果發現，原先80%有經前症候群的實驗者，服用之後，有50%的人頭痛、腰部酸痛、乳房腫脹疼痛等症狀得到減輕。這個實驗進一步發現，搭配維生素 B6與γ–亞麻仁油酸一起服用，會有更顯著的效果。

當「好朋友」來的時候，除了注意營養均衡、持續運動、補充營養素之外，讓自己得到充分的休息與放鬆也很重要。試著找到一些讓自己愉快、放鬆的方法，避免讓情緒和壓力影響自己的生活作息，才能真正和「好朋友」和平共處。

美肌油幫助擺脫經前症候群

γ–亞麻仁油酸（Mucor oil 美肌油）能擴張血管，促進血液循環及調理荷爾蒙，緩解經期的不順與經痛，抑制發炎，具有潤澤的效果。

骨質疏鬆症

骨質疏鬆是盛行於世界的疾病，僅次於心血管疾病。在台灣，罹患骨質疏鬆的人相當普遍。

鈣質是細胞不能缺少的重要物質。血液的鈣質濃度是細胞的10000倍，透過與血液的交換，細胞能得到需要的鈣質。身體的骨骼並不是固定不變的，而是活的，時時刻刻都在進行著變化。健康的人，身體裡的「骨芽細胞」造骨作用與「破骨細胞」的破骨作用，能巧妙地達到均衡。正常的情況下，骨芽細胞從血液裡得到鈣質，製作新的骨骼；破骨細胞則將舊骨骼的鈣質，交換到血液裡。按照道理，

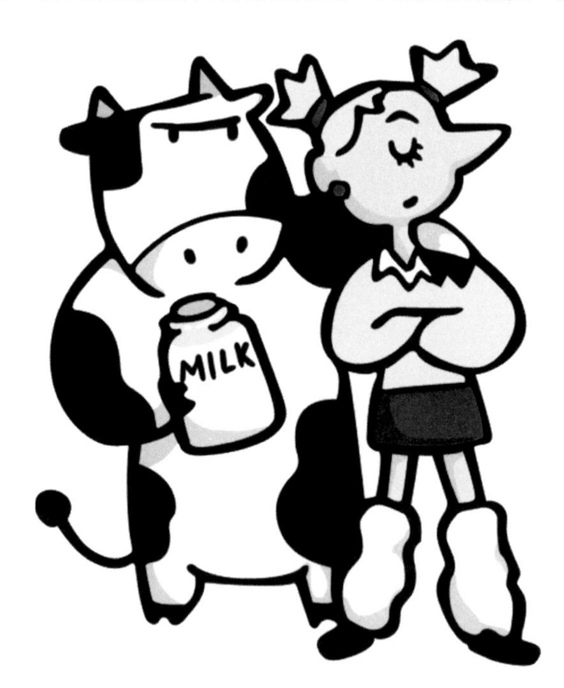

鈣質在血液和骨骼之間應該是出入相抵、達到平衡。假如平衡的狀況因為某些因素遭到破壞，而失去控制，就會造成「骨質疏鬆」。

人體骨質是會變動的，如果骨頭流失鈣鹽造成骨頭密度降低，身體骨骼變得脆弱、鬆散，產生空隙，骨頭硬度降低，脆度增加，多孔而易碎，骨骼負載能力變弱，稍微受到外力便會骨折，這就是「骨質疏鬆」。人體的骨質在在20～40歲達到巔峰，以青壯年的骨質含量最多，但之後隨著年齡的增長，全身鈣質總量就逐漸走下坡，骨質製造的速度就漸漸比不上吸收的速度，骨質和骨量都慢慢遞減。尤其是更年期的女性，停經之後，雌激素失調，更容易得到骨質疏鬆症。

骨質疏鬆症患者會有感到腰酸背痛、四肢疼痛的症狀，更年期之後有身高變矮、彎腰駝背的情形，甚至稍微撞到、跌倒就骨折的情形。

2010年國際骨質疏鬆症基金會發布報告顯示，隨人口老化，大約40年後，在2050年全世界因為骨質疏鬆症造成骨折的病例中，50%將是亞洲人。而在國內，健保局統計2009年用於骨質疏鬆症的治療已經超過28億，顯見骨質疏鬆症對國人健康的威脅程度。

►►► 一、骨質疏鬆症的原因

鈣質是製造骨骼的主要原料，但是有很多原因都會造成鈣質不足，導致骨質疏鬆。年紀逐漸增長之後，骨質漸漸疏鬆不單只有缺乏鈣質的因素，還有老化的原因。人體骨骼製造和破壞的勢力要能夠勢均力敵，與各種荷爾蒙及組織介質息息相關。例如雌激素、降血鈣素就能抑制或增加骨骼的鈣質。

當骨骼裡的鈣質逐漸流失，骨骼布滿孔隙，使得身體的骨質變為單薄，而有中空疏鬆的現象，小樑骨將會縮小，骨板也變得比較薄，很容易在手腕骨、股骨、脊椎骨等地方發生骨折。

除了年老與停經造成的荷爾蒙不足之外，細胞傳遞訊息的混亂、發炎、性激素低下、甲狀腺機能亢進、腎上腺皮質素過盛、營養不良、月經、缺乏維他命D、C，與礦物質鈣、鎂、錳，或者喝酒、抽菸等都將導致骨質的快速流失。骨質流失60%以後才能經由X光檢查出來，但在此之前骨質流失已經足以動搖「骨」本。

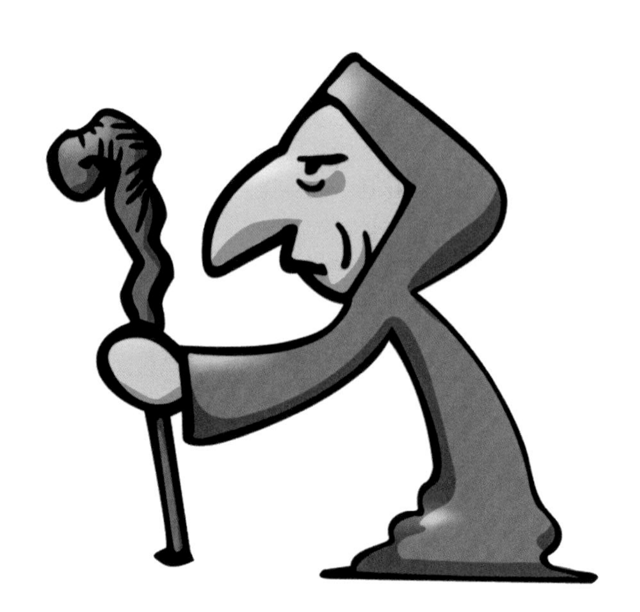

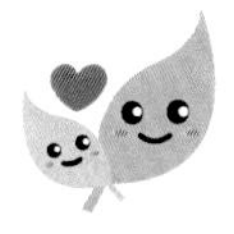

賴博士健康教室

更年期女性與骨質疏鬆

在台灣，50歲以上的女性1/4有骨質疏鬆症；60歲以上的人口裡，16%有骨質疏鬆症，其中80%是女性。隨著年齡慢慢增長，女性朋友進入更年期，身體逐漸有老化跡象，骨骼也開始脆弱易碎，甚至彎腰駝背、變得比以前來得矮。由於更年期女性雌激素分泌變少，不能抑制骨骼鈣質減少，造成骨質空洞、疏鬆。因此容易導致四肢疼痛、腰背疼痛、坍塌式骨折及脊椎骨的楔形骨折而駝背、變矮。為了預防骨質疏鬆症，建議一天喝1～2杯的牛奶，避免更年期後的骨折。

►►► 二、骨質疏鬆症的高危險群

1. 年齡因素：

以台灣而言，國內65歲以上年齡層人口，每9人就有1人患有骨質疏鬆症。

2. 性別因素：

男性的骨質總量通常比女性高，也比女性不容易流失骨質。女性的骨量原本就比男性少，流失也比較快。在台灣，從中華民國老人醫學會的調查可以知道，停經之後的女性40%有骨質疏鬆症。女性停經之後7年內，因缺乏留住骨骼的動情激素，每年以7%的速度快速流失，之後每年維持1～2%的速度，一生將流失50%的骨質；男性以1%的速度流失，一生約流失約30%的骨質。除了停經，女性在懷孕、哺乳的時期，如果沒有攝取足夠的鈣質，將會造成大量骨質的流失。所以，女性較男性容易罹患骨質疏鬆症。

3. 家族遺傳因素：

有家族病史的人，特別容易罹患骨質疏鬆症，高達70%～75%。骨骼比較小、體重比較輕的先天體型，比骨架大、有適當體重的人，更有可能罹患骨質疏鬆症。

4. 疾病因素：

女性荷爾蒙不足或者甚至停止分泌，將促使鈣質流失速度加速。因此如切除卵巢，或者早發性停經的女性，都可能有骨質疏鬆的風險。

5. 生活習慣因素：

營養不均衡、缺乏維生素D、鈣質吸收不足、沒接觸陽光、過度減肥、久坐不運動、熬夜、喝酒、抽菸等，可能導致大幅提高罹患骨質疏鬆症的機會。

6. 種族因素：

東方人、白人、高加索人，因為骨質總量與骨密度較低，相較於黑人更容易發生骨質疏鬆症。

7. 其他因素：

長期服用某些藥物影響鈣質吸收、損壞骨質等，此因素約占男性骨質疏鬆的30%～60%、停經前女性的50%。

►►► 三、預防骨質疏鬆症的三大關鍵

根據國人年齡結構與預期壽命推估，到了民國2036年，國內65歲以上人口將高達20.5%，約有517萬人，而其中男性每8人有1人、女性每4人有1人，因為骨質疏鬆症產生脊椎骨病變，可見骨質疏鬆症嚴重影響國人健康。

預防骨質疏鬆症必須注意到三大關鍵因素，分別是儲存骨本、營養均衡，以及適當運動。

儲存骨本

並非每個人都會發生骨質疏鬆，但預防重於治療，「骨」本應該及早儲存，提早採取行動預防骨質的流失。每天的鈣質若不足，將會逼使骨骼釋出鈣質，提供血液所需，所以補充鈣質是預防骨質疏鬆的積極做法。

補充鈣質並非是中年人的專利，其他人平日也應該注意鈣質的攝取是否充足。9歲～20歲屬於「成長期」，這個階段骨骼還在成長階段，每天補充較多的營養，提升骨骼鈣質含量，能儲存骨本，幫助年長後的骨骼強健。20歲～40歲屬於「鞏固期」，每天補充需要攝取足夠鈣質以維持骨骼質量。45歲之後走入「衰退期」，必須提供身體足夠的鈣質才能補償流失的鈣質。

建議一般成人每日攝取量在1000毫克，而懷孕、哺乳與已經停經的婦女，鈣質流失的速度快，每天至少需要補充1,500毫克的鈣質，彌補身體鈣質的需求。常見富含鈣質的食物有：九層塔、芥藍菜、莧菜等深綠色蔬菜，以及苜蓿芽、金針、木耳、蕪菁、豆腐、豆乾等黃豆製品、芝麻、榛果、杏仁、紫菜、牛奶等。除了從食物補充鈣質外，鈣質的吸收還需要維生素D。所以平時可以適度的曬太陽，讓紫外線活化維生素D，還可以適量補充維生素D以留住鈣質。

營養均衡

均衡的飲食有助於得到充足的鈣質。根據研究指出，國人一天的飲食，鈣質約在400～500毫克，只達到建議每日攝取量的一半。另外值得注意的是，茶、咖啡、可樂飲料及過多的蛋白質都會影響，抑制鈣質的吸收，所以最好避免飲用這些飲料與攝取太多肉類。還有補充γ–亞麻仁油酸也能促進體內的造骨活動。

適當運動

可選擇適合自己的運動，也有助於鈣質的吸收，但應避免快速移動，或者容易被碰撞到的運動。建議可以從事如步行、慢跑、騎單車等負重類型的運動，提升骨質。

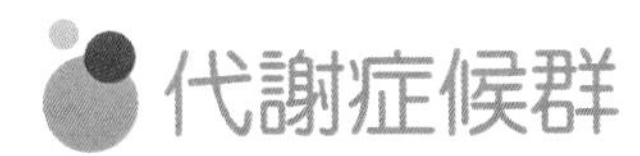

代謝症候群

高血壓或血壓偏高、高血糖、血脂異常、肥胖等生理代謝的心血管危險因子的集合現象，就是「代謝症候群」。世界上有許多機構或組織紛紛對「代謝症候群」界定具體定義：

1999 世界衛生組織（WHO）的定義

世界衛生組織將「代謝症候群」定義為葡萄糖代謝失調（包含空腹血糖偏高、葡萄糖耐受不良或胰島素阻抗）是一項必要條件，再加上以下**4**項組成因子，符合**2**項或**2**項以上者：

1. 肥胖：男性腰圍除以臀圍比率＞0.9、女性＞0.85，或身體質量指數≧30kg/m²。
2. 血脂異常：三酸甘油脂≧150毫克/公合，或高密度脂蛋白膽固醇過低，男性＜35毫克/公合、女性＜39毫克/公合。
3. 血壓＞140/90毫米汞柱。
4. 微量白蛋白尿（microalbuminuria），指白蛋白的尿液排除率（excretion rate）≧20μg/min。

2005美國國家膽固醇教育計劃成人治療指引第三版定義

此計劃對代謝症候群的定義是，以下**5**項組成因子，符合**3**項或**3**項以上者，就是代謝症候群：

1. 男腹部肥胖：男性腰圍≧102公分、女性≧88公分。

2. 三酸甘油脂偏高：三酸甘油脂≧150毫克/公合。

3. 高密度脂蛋白膽固醇偏低：男性高密度脂蛋白膽固醇＜40毫克/公合、女性＜50毫克/公合。

4. 血壓偏高：收縮壓≧130/85毫米汞柱 ，或舒張壓≧85毫米汞柱。

5. 空腹血糖偏高：空腹血糖≧100毫克/公合。

在亞洲地區的研究者認為應該將男性腰圍修正為＞90公分、女性＞80公分。

2007年行政院衛生署的定義

民國96年，衛生署國民健康局參酌國外標準與國人實際情形後，界定出標準。如果以下危險因子中，若包含3項或3項以上者即為「代謝症候群」

1. 腹部肥胖：腰圍:男性≧90cm、女性≧80cm或是身體質量指數≧27kg/㎡。

2. 血壓偏高：收縮血壓（SBP）≧130mmHg/舒張血壓（DBP）≧85mmHg。

3. 空腹血糖偏高：空腹血糖值（FG）≧100mg/dl。

4. 高密度脂蛋白膽固醇（HDL-C）過低：男性<40mg/dl、女性<50mg/dl。

5. 三酸甘油酯偏高（TG）≧150mg/dl。

其中血壓（BP）、空腹血糖值（FG）等2危險因子之判定，包括依醫師處方使用降血壓或降血糖等藥品（中、草藥除外），導致血壓或血糖檢驗值正常者。

台灣人的體質是世界上容易得到代謝症候群的族群，僅次於印度人。原因是國人易感性強，但造成此原因真正的因素，還不明朗。

如果被代謝症候群纏上，也就等於宣告可能成為心臟疾病、腦血管疾病、糖尿病、腎炎及腎病症候群、高血壓等疾病的候選人。一旦患有代謝症候群，將來得到糖尿病、高血壓、高血脂症、心臟病及腦中風的機率，分別是一般人的6、4、3、2倍，還會引發脂肪肝與腎臟疾病等慢性疾病，是許多慢性病的「病前症狀」，可以預警健康狀態。從衛生署97年統計國人主要死因的數據顯示，平均每小時就有4.93人死於代謝症候群所衍生的疾病，達到29%，已經超過癌症的27.3%。所以，輕忽代謝症候群可能將連續引爆身體其他的不定時炸彈！

▶▶▶ 一、代謝症候群的原因

餐桌上常見肉類、魚類、蛋黃、乳酪、牛奶，而沙拉油、橄欖油、椰子油、奶油等也常被用於料理食材。所以，在日常生活中，往往不知不覺就從飲食中攝入脂質。脂質經過分解吸收後，藉由血液的流動，輸送到身體的各個部位。脂質是身體熱量的來源，它的能量供給量僅次於醣類。除了當成熱量來源，多餘的部分則被儲存成為體脂肪備用，存放在皮下組織，或者包裹在內臟的周圍，成為儲備的能量，是身體所需2、3個月份的消耗量。還有一部分，持續在體內循環，擔任細胞各類重組及組件卸除的工作。

體脂肪不僅僅只有儲存能量源的功能而已，它還具有保護身體的作用。脂質能減緩五臟六腑間的撞擊，具有隔熱的功效，防止熱量的散失，也是填滿體內的空隙的物質。就細胞來說，被稱為磷脂質的脂質，是構成細胞膜的基礎。由此可知，脂質是人體組成的重要物質，對細胞而言，尤其不可或缺。身體裡的60兆個細胞，靠著細胞間的化學反應，用這種方式，讓一種物質變成另一種物質，進行代謝。假使細胞間的代謝活動停止、異常，也就造成身體健康的危機。

但是體內的脂質代謝無法正常運作，以衍生相關的脂肪酸，將會誘發與導致各種疾病，嚴重影響健康，甚至危及生命。脂質的代謝非常敏感，即使是細微的變化，都會產生錯亂。

由於社會型態之轉變，飲食不均衡、生活不正常成為常態，再加上缺乏運動的習慣，也就提高罹患代謝症候群的機率。現代人飲食常不知節制，暴飲暴食；愛吃肉類，動物性脂肪（飽和脂肪酸）和膽固醇的攝取過量；蛋白質攝取不足或過量；喜好高油、高鹽、高糖分的食品；不愛吃蔬菜、水果。在休閒時，多選擇上網、看電視等靜態的活動，活動量少。高熱量食物不斷下肚，但是卻沒有消耗的途徑，導致熱量過剩累積，腹部脂肪持續增加，腰圍因此變粗，也就造成身體裡的胰島素失調，細胞無法正常利用胰島素，達到吸收血液中的葡萄糖進而轉化成能量的目的，產生胰島素阻抗，使得血脂不正常、血壓上升、血糖偏高，因而產生代謝症候群。

▶▶▶ 二、代謝症候群的高危險群

1. 高血壓：

高血壓好發於35～55歲之間。「血壓」就是血管中流動的血液對血管壁造成的壓力。測量心臟收縮施予血液的壓力，也就是測量血壓時，測到數字比較大的那個是「收縮壓」；心臟舒張接受回流血液，動脈壁反彈讓血液再受到壓力，也就是測量血壓時，測到數字比較小的那個是「舒張壓」。

高血壓平常的時候並無症狀或症狀不明顯，通常發生在患者情緒起伏較大的時候，如緊張、疲勞、心情劇烈起伏。高血壓常見的早期表現如：頭暈、頭痛、視力模糊、眼結膜出血、鼻出血、耳鳴、心悸、胸悶、肢體麻木、煩躁、緊張、容易疲勞、注意力不集中等，但症狀因人而異。

世界衛生組織（WHO）在1999年制定高血壓的診斷標準與分級為下表；

成年人之血壓分級		
血壓分類	收縮壓（毫米汞柱）	舒張壓（毫米汞柱）
理想血壓	<120毫米汞柱	及<80 毫米汞柱
正常血壓	<130毫米汞柱	及<85毫米汞柱
正常但偏高	130-139 毫米汞柱	或85-89 毫米汞柱
高血壓		
第一期	140-159 毫米汞柱	或90-99 毫米汞柱
第二期	160-179 毫米汞柱	或100-109 毫米汞柱
第三期	≧180 毫米汞柱	或≧110 毫米汞柱

國內在2009年，由中華民國心臟學會、台灣高血壓學會、中華民國心臟基金會，依據國人實際情形，將高血壓定義從140/90毫米汞柱，修正為130/80毫米汞柱。

高血壓的遺傳率占50%，致病的關鍵取決於日常飲食與生活習慣，例如吃太鹹、太多、缺乏膳食纖維，並且抽菸、喝酒，不運動、便秘等情形。

2. 高血糖、高脂血症：

血液中的葡萄糖想要順利進入細胞內，必須利用胰島素。一旦胰臟生理功用失常，胰島素不能發揮作用，將使得血液裡的葡萄糖濃度變高，偏高的血糖促進糖化作用將使得身體內的器官受到傷害。胰島素無法有效地運用，血糖飆升到170mg/dl，超過腎臟運作機制的範圍，葡萄糖就會在從尿液流失，即是所謂的「糖尿病」。

高血糖與高血脂具有相同的危險因子，時常伴隨出現。

血液中所含有的脂質總量稱為血脂，其中包括膽固醇、膽固醇脂、磷脂、自由脂肪酸、三酸甘油脂等。血脂只占全身脂肪的一小部分，但卻能充分表現出身體內脂肪代謝的情況。身體內的血液一種或多種脂質過高或過低，全身脂肪代謝或運轉異常的現象就是「高脂血症」。

高脂血症有兩大類；

1. 原發性：

原發性高脂血症是由遺傳性脂代謝紊亂所引起，這種類型比較少見。

2. 繼發性：

糖尿病趨於嚴重時，所合併引起繼發性高脂血症，或由於腎移植、腎透析、腎病綜合症、膽道阻塞、甲狀腺功能減退等所引起。而飲酒、口服避孕藥也可能讓血脂升高。

50歲之前，男性、女性血清膽固醇和三酸甘油脂的含量沒有顯著的差異；50歲之後，女性血清膽固醇和三酸甘油脂的含量會高於男性，但是同樣的膽固醇含量，男性發生冠心病的機率卻遠高於女性。

不只在性別上，在年紀上也有差異。血脂量隨著年紀增長而增加，因此中年人的血脂通常高於年輕人。研究顯示，這可能與內分泌腺，尤其是性腺功能下降有關。

3. 肥胖：

肥胖常是疾病的開始！超過40歲之後，新陳代謝變差，如果沒有持續運動的習慣，再加上飲食不節制，就很容易發胖。

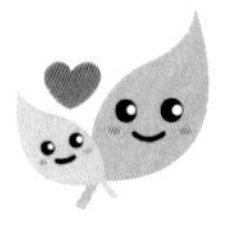

賴博士健康教室

你的體重標準嗎？

以下提供幾種標準體重的計算方式：

1. 行政院衛生署修訂公式：

A. 男性：62＋（身高－X）×0.6＝標準體重（公斤）

B. 女性：52＋（身高－Y）×0.5＝標準體重（公斤）

正常範圍	男（x）	女（y）
20歲	170	158
35歲	167	156
55歲	164	152

正常體重＝±10%標準體重

如果算出的體重超過10~20%就是過重，一旦超出20%就是肥胖，低於20%則過瘦。

2. 測量身體質量指數BMI（Body Mass Index）是另一項評估肥胖的方式，是世界通用判斷胖瘦的方式。行政院衛生署公佈的公式與對肥胖的定義為：

BMI＝體重（公斤）/ 身高²（公尺）

3. 身高（公分）－80×0.7＝標準體重（公斤）

測量身體質量指數BMI（Body Mass Index）是另一項評估肥胖

的方式，是世界通用判斷胖瘦的方式。行政院衛生署公佈的公式與對肥胖的定義為：

理想範圍		18.5≦BMI ＜24
異常範圍	體重過輕	BMI ＜18.5
	體重過重	24≦BMI ＜27
	輕度肥胖	27≦BMI ＜30
	中度肥胖	30≦BMI ＜35
	重度肥胖	BMI≧35

造成肥胖的原因很多，例如飲食習慣不均衡，造成新陳代謝不良；一下子節食，一下子又暴飲暴食；或者缺乏運動、偏食、情緒影響等。標準的體重是健康的基本要素。要「輕鬆」享受人生，就應該消除肥胖！

4. 生活習慣：

酗酒或是為貪圖方便而經常常以速食果腹，容易造成維他命、礦物質不足，這些因素都對脂肪酸代謝有不利的影響。

5. 其他因素：

並非只有食物的影響，老化或者是生活中的壓力，也已經經過實驗證實會引發脂肪酸代謝（特別是由亞油酸轉為γ–亞麻仁油酸的代謝）的機能下降。

►►► 三、預防代謝症候群的關鍵

三少的健康飲食

飲食的節制對於代謝症候群的預防很重要。選擇食物應掌握「少糖、少鹽、少油」的原則，避免高糖、高鹽、高熱量的攝取。避免加工精緻、油炸的食物；肉類以白肉和魚肉為主；多吃各種新鮮的蔬菜、水果。

保持標準體重

維持標準體重，可從養成運動的習慣開始。運動可以幫助減少腰圍，幫助減少胰島素阻抗。

γ–亞麻仁油酸的幫助

除了規律的飲食、生活，維持脂肪酸的代謝順暢，達到脂肪酸的均衡，也非常重要的。這時可利用γ–亞麻仁油酸（Mucor oil 美肌油），它是一種構成細胞膜的脂肪酸，對於細胞膜的流動性、機能等有其重要的影響功能，可以讓細胞膜的環境更健全，是細胞構成的不可少的元素。含有γ–亞麻仁油酸的食物很少，倘若想改善身體內脂肪酸代謝，或讓細胞膜環境更健全的話，最聰明的作法就是補充γ–亞麻仁油酸。

新陳代謝不良者適用美肌油

1. 適用對象：

腎臟濾過問題、腎臟再吸收作用、離子不平衡、排便不順、容易便秘、膽固醇過高及痛風

2. 改善原因：

幫助鈉離子再吸收作用，腎臟血管活化增進濾過作用，能幫助代謝膽固醇，刺激小腸蠕動。

3. 好轉現象：

【腸胃不順】有瀉肚子的現象，或想嘔吐，依病情而異。【腎臟功能不佳】腎臟部位會疼，尿量增加，尿液顏色改變。【痛風】會有全身性的無力感或更酸痛，但經過幾天後就會消失。

註：Mucor oil 美肌油，係 γ –亞麻仁油酸經微生物發酵（真菌培養）的技術研發而成，而非一般月見草油的亞麻仁油。

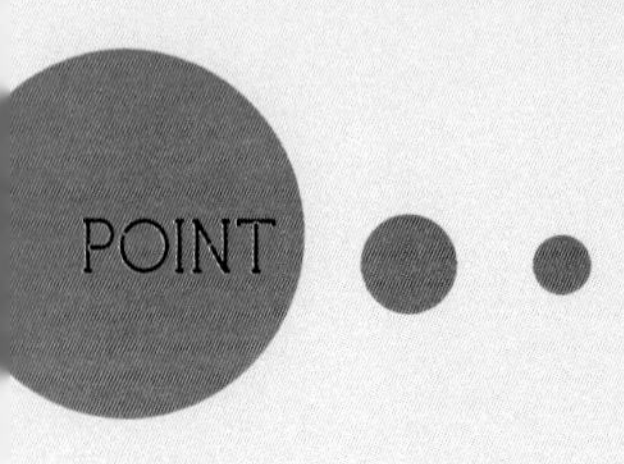

CHAPTER 02 重點提示

1. 癢、痛、腫、發熱、發紅，就是身體對發炎所產生的反應

2. 「感染」通常會造成身體的發炎反應，但發炎不一定是「感染」造成。

3. 沒有發炎症狀不代表健康。

4. 連續27年，癌症都是國人十大死因之冠。

5. 基因異常，外來的致癌物質、飲食習慣、生活作息、職業環境等因素，都可能提高罹患癌症的風險。

6. 大部分的癌症都是可以預防的。

7. 癌症之嚴重，往往不只是原本的惡性腫瘤，而是癌細胞轉移的威脅。

8. 動脈硬化是造成心血管疾病的主因。

9. 糖尿病的併發症，甚至可能危及全身器官。

10. 經前症候群大約在月經開始前2週，月經來潮以後，症狀會解除

11. 儲存骨本應及早開始，並非中老年人的專利。

12. 代謝症候群是許多慢性疾病的病前症狀，應有所警覺。

13. 養成規律健康的生活、飲食習慣，並且持續運動，能避免許多疾病的發生。

14. γ－亞麻仁油酸在保健養生方面的使用受到矚目。

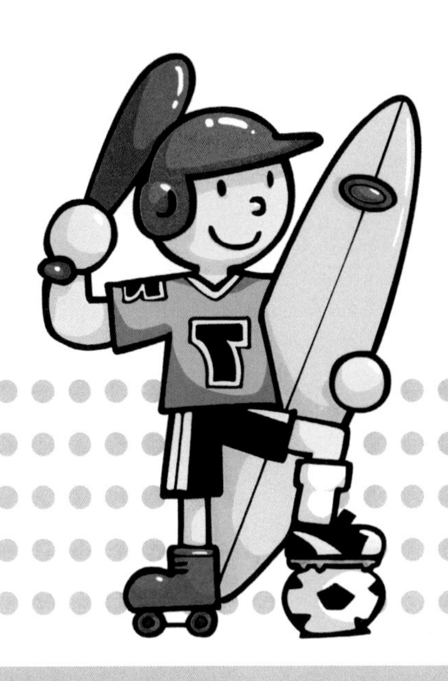

Chapter 03

Chapter 03

保健篇

大家都知道預防重於治療，可是卻常忽略了日常保健及自我照護，忘記了（預防重於治療，保健重於預防）的健康守則。保健可以避免疾病的發生或早期發現及早治療，更可以提升生命的品質，遠離疾病的威脅。根據國際研究指出，現代化國家十大死因中，50%起因於現代人不健康的行為及不規律的生活型態，如吸菸、酗酒、缺乏運動、營養不均衡，生活不規律及社會壓力過大等。因此本篇特別強調培養自我健康管理能力，進而內化為健康的生活態度，如此才能幫助細胞，細胞才會保持最佳狀況，有了健康的細胞力，就會有健康的身體。

皮膚

台灣近年的媒體節目，流行卸去女明星臉上的妝，以「素顏」見人。有些人的皮膚吹彈可破，白皙無瑕；有些人則「效果」驚人，讓人驚呼妝前妝後的差異之大！

然而在驚訝之餘，你有正視過自己的皮膚狀況嗎？看著鏡子中的自己，對於自己的肌膚狀況，你滿意嗎？

▶▶▶ 一、皮膚是人體的第一道防線

皮膚是身體接觸外界的第一道防線。從頭到腳，包覆於人體外面的全身的皮膚，面積相當一席塌塌米的大小。皮膚能保護我們免於受到外在環境的細菌、塵埃，人體產生的污垢、汗液等有害物質的刺激，避免身體受到冷熱、紫外線、放射線的直接威脅。所以，皮膚是人體不可或缺的「物理上的保護膜」。

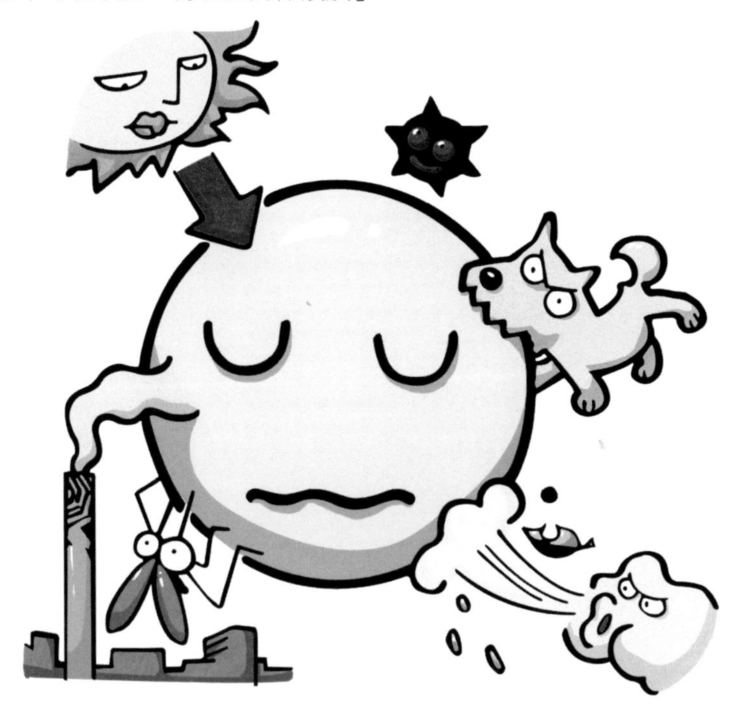

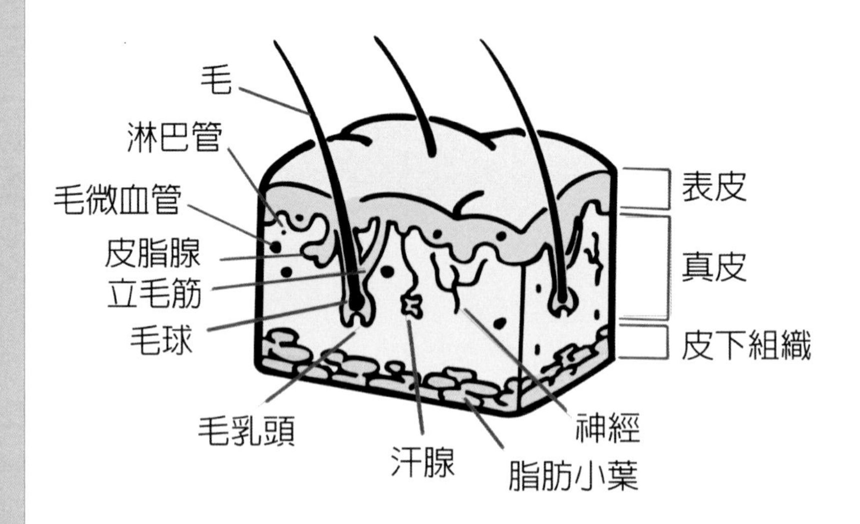

如果你以為皮膚只有表面物理上保護膜的功能就太小看它了！皮膚同時還具有「免疫學上初期防衛系統」的功能。當有病毒或細菌侵入皮膚的時候，皮膚會以「化膿」、「傷口潰爛」等方式警告身體。因此，皮膚每天都處在備戰狀態，從頭到腳無微不至地保護著身體。

進一步説明皮膚的組成。皮膚從外到內，可以分為「表皮」、「真皮」、「皮下組織」三層。「真皮」含有血管、淋巴腺、神經及各種纖維（膠原纖維或彈性纖維）等，被認為是主宰皮膚運作機能最重要的地方。

「角質細胞」成長過程非常地繁複，占了真皮的大部分，約有28天的壽命。組成真皮基本構造的基礎成分是「纖維芽細胞」。用膠原當作骨架，彈性蛋白負起連結骨架的作用，而細胞裡像果凍般柔軟的透明質酸，算是構造裡的內容物。膠原、彈性蛋白、透明質酸維持著平衡，要是分布不均，哪個部分減少或增多，失去平衡，或是產生不正常等突發事件，將影響所有的真皮構造，而讓皮膚失去活力。最外面的「表皮」負責保護「真皮」免於遭受各種外界的刺激。

知道皮膚的組織構造之後，接下來不免讓人好奇，市售塗抹或者可以服用的「膠原蛋白」真的對我們的肌膚有利嗎？

其實，膠原是一種集合很多胺基酸的蛋白質。抹上膠原對表皮具有覆蓋保濕的作用，但是食用雞骨湯或豬骨湯，想從其中得到膠原蛋白讓皮膚保濕有彈性，是難對皮膚產生直接作用。因此，不論是塗抹或服用膠原蛋白，並不等於就補充了真皮層的膠原，這是一定要釐清的！

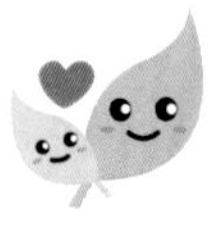

賴博士健康教室

幫助皮膚抗老的食物

營養素	營養素	功效
檸檬	維生素A、B1、B2、維生素C	抵禦自由基對肌膚的傷害、使肌膚細緻、光滑有彈性、防止色素沉澱、延緩肌膚老化
蘋果	鋅、錳、銅、碘、各種維生素、單寧酸、有機酸、果膠質	使肌膚滑嫩細緻、降低膽固醇、有良好的塑身效果
絲瓜	維生素B1、B2、C、胡蘿蔔素、鉀、磷	抗皮膚衰老
大白菜	維生素E	抑制過氧化脂質的產生，防治黃褐班、老人斑的增生、延緩色斑產生、抗皮膚衰老
香菇	維生素B1、B2、D、A、鈣、磷、鐵、蛋白質、脂肪、碳水化合物、膳食纖維、18種胺基酸、30種酶	使肌膚細緻滑嫩、延緩老化
杏仁	維生素A、B1、B2、C、脂肪、鈣、鐵、磷	滋潤皮膚、改善肌膚血液循環、潤澤皮膚、維持肌膚彈性、減少皺紋形成

營養素	營養素	功效
芝麻	維生素B1、B2、維生素E、蛋白質、脂肪、鈣、磷、鐵、卵磷脂	抑制過氧化脂質的產生、減少體內脂褐質累積、延緩皮膚衰老
米糠	維生素B1、B2、E、酶	加速肌膚新陳代謝、維持皮膚光亮潤澤、增加皮膚的抵抗力
蜂蜜	維生素B群、C、銅、鉀、鎢、鈉、鎂、錳、磷、鎳、煙酸、泛酸、生物素	提升肌膚代謝率、強化肌膚韌性以及彈性、使肌膚光滑柔嫩、皮膚天然的潤滑劑
枸杞	維生素B1、B2、C、E、鉀、鐵、鋅、磷、鈣、煙酸、多種胺基酸、亞油酸、甜菜鹼	促進細胞新生、改善肌膚彈性、減少皮膚皺紋、色斑
牛奶	維生素A、B群、鈣、鎂、鉀、碘、蛋白質、脂肪、乳糖、礦物質、卵磷脂	防止皮膚乾燥、潤澤皮膚、防止肌膚老化、促進皮膚新陳代謝、保護皮膚與粘膜的完整性
水	水含有鈉、鎂、鈣、二氧化碳等物質。嬰兒的肌膚光滑水嫩，有彈性，那是因為嬰兒皮膚的含水量高達25%，但是成年的都會女性只有15%甚至更低，如果肌膚的含水量不足，緊接著而來的就是乾燥、沒彈性、鬆弛，可怕的皺紋也爬上臉。	要解決肌膚乾燥問題，最基本的對策就是多喝水。身體組織液的含水量達72%，成年後，含水量約58%～67%。水是維持生命的必要物質，不需要消化，也不含熱量，可以讓人體直接吸收利用，衛生署建議民眾每天至少應攝取6杯約1500c.c.的白開水。開水以20℃～25℃的溫度為佳，也可在水中加入花粉、茶葉、奇異果汁、蕃茄汁、橘汁，增加抗老功效。

►►► 二、常見的皮膚問題

全身上下的器官老化速度不一。你知道最快老化的器官是什麼嗎？答案是皮膚。年齡的增長、飲食不當、生活不正常、失眠等，都讓皮膚出現問題，發癢、乾燥、失去光澤、皺紋、斑點等惱人的問題也就一一出現。

常見皮膚「表皮的致命傷」有乾燥、黑斑、老人斑；「真皮的致命傷」有下垂、皺紋，而最嚴重的是皮膚癌，可能會產生致命的危機。

表皮細胞的原有機能衰退，變得難以維持正常的保濕功能，皮膚會變得乾燥，皮膚失去滋潤的能力，將導致防禦機能衰退，紫外線很容易深入傷害皮膚深處，喚起平時沉靜的黑色素細胞，而產生「黑斑」。存在於真皮裏的各種細胞，當機能逐漸衰弱的時候，將會沒辦法撐起皮膚的張力，而造成女人最痛恨的「皺紋」或「皮膚下垂」。

為了解決問題皮膚帶來的困擾，市面上出現各式各樣的產品，只要打著美白的、保溼的、抗皺的、防止黑斑的效果，無不造成熱賣。然而，想要有健康的膚質，並不能只做「表面功夫」，而要深入「細胞」探索問題的源頭，以找出應對的方法。

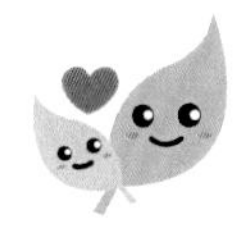

賴博士健康教室

造成問題肌膚的原因

皺紋、下垂的原因在於纖維的狀態。真皮裡的膠原纖維或彈性纖維，由於受到日曬，或乾燥等外來刺激，造成扭曲、集體斷裂等情況，纖維構造發生變化，進而使得肌膚有了皺紋或下垂。而雀斑、老人斑形成的原因，則是在表皮裡的黑色素細胞分泌的黑色素，產生部分沉澱、集結所產生的結果。問題肌膚所產生的困擾是無法單純靠抹上化妝品遮掩而去除的。

以健康皮膚的情況而言，從一開始的基底細胞到最後變成體垢脫落，歷時28天，也就是角質細胞的一生。角質細胞裡，有不同的細胞，各自負責不同的作用。「朗格漢斯細胞」負責在異物入侵時，通知內部；「黑色素細胞」負責對抗紫外線，讓真皮免於遭受紫外線的侵害，或將傷害減至最小程度，預防產生雀斑、黑斑、皺紋、皮膚下垂，甚至於皮膚癌等。擁有健康、正常運作的皮膚細胞，皮膚保持著正常的張力及紋理，也就自然不會有皺紋、黑斑等問題。

倘若皮膚細胞不充分與成熟的發展，將產生出不平順、粗糙的紋理，成為真皮的保護膜時，也就有就不完美、有缺陷，看起來就是非常粗糙的表皮，表示整體的皮膚的狀況逐漸失衡崩潰。例如遺傳性過敏症皮膚炎、乾燥肌膚即是皮膚產生異變的狀況。

乾燥、發癢的肌膚也相當惱人！皮膚老化會使得製造保濕成分的細胞發生紊亂、不足，皮膚變得越來越乾，為了維持肌膚的水嫩，只好依賴保濕乳液。表皮有無數的空隙，水分容易蒸發，表皮很快就會乾燥。乾燥的表皮無法保護真皮，外界的刺激、有害物質也就輕易地通過表皮，直達真皮，破壞真皮的平衡狀態。外界不斷的刺激讓真皮內的神經頻繁地被喚起，而亢奮不已。所以，一旦表皮呈現乾燥、鬆弛，就特別容易發癢。

「愈抓愈癢！」對著發癢的皮膚窮追猛打地抓癢，通常只會越抓越養！因為皮膚的角質層，也就不停被剝落或被抓落，能保留在表皮的水分愈來愈少，而外界的刺激，也就更容易直接刺激真皮，如此一來皮膚只會更癢，而產生惡性循環！

其實，皮膚可以自己從「細胞」製造出保濕成分，健康的皮膚具有自己製造天然保濕油脂的能力。這些保濕成分是「皮脂」、「細胞間脂質」、「NMF＝天然保濕因子」的物質。「皮脂」的作用，是在皮膚最外側的保濕膜，保護皮膚。「細胞間脂質」、「NMF」則是填充空隙的保濕劑，位在皮膚的細胞之間。但是因為老化造成細胞機能不健全，皮膚開始產生乾燥、騷癢、脫屑的症狀。

賴博士提醒您

以下這些飲食、生活習慣，讓皮膚又乾又皺，加速老化！

1. 常接觸過敏食物（例如：玉米、芹菜、香菇、花生、柑橘類、椰子、蛋白、有殼海鮮、醬果類、堅果類、含咖啡因飲品、酒精類、酵母、芥末、人工食品添加物等）
2. 常服用抗生素
3. 有抽菸習慣
4. 喝酒
5. 使用內含染料、香料的化妝品、保養品
6. 使用含有酒精成分的化妝水，干擾皮膚代謝
7. 每天曝曬陽光20分鐘以上
8. 慢性脫水（例如：經常喝咖啡、缺乏水分）
9. 體內「自由基」活動頻繁，氧化壓力大
10. 經常失眠
11. 處在高壓力的環境下（現代人的壓力愈日俱增，有關濕疹、蕁麻疹、脂漏性皮膚炎、粉刺，甚至掉髮都已被證實和壓力有關，想要擁有美麗的肌膚，別忘了做好壓力管理。）

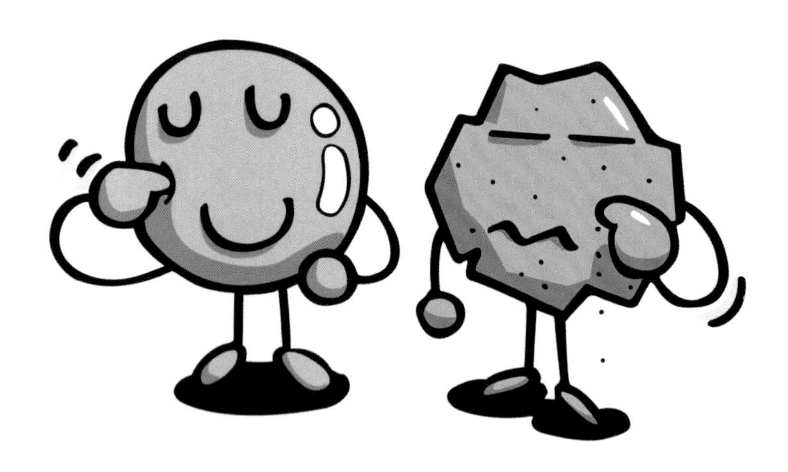

►►► 三、如何擁有完美無暇的健康皮膚

皮膚是身體最大的器官，不只提供人體物理上的保護功能，還是初期的防衛系統。用化妝品、整形維持外表只是掩蓋自己真實的皮膚狀況；保濕面膜、美白乳液、補充彈性蛋白、膠原蛋白，都只是應付一時的修補工作。

選擇健康的飲食，遠離高油脂、高糖、加工、反式脂肪（例如：人造奶油、乳瑪琳、酥油等），少吃糖類食物與加工白麵粉食物。不讓腸胃道的壞菌得到優勢大量增加，讓體內的菌叢失去平衡，進而誘發退化、衰老與慢性病，才能擁有健康的肌膚。而給皮膚充足的休息、睡眠，有效地防曬，阻擋紫外線等，對於皮膚都是基本且有效的對策。

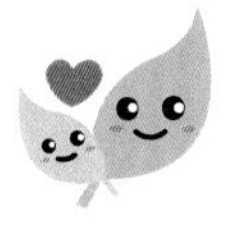

賴博士健康教室

防曬不可少

陽光雖然是我們的生存不可少的條件之一，但是紫外線卻對我們有害。以往大部分的紫外線都會被臭氧層吸收，但是現在因臭氧層破壞的問題嚴重，所以應該特別注重防曬的重要性。皮膚能保護我們的身體，免於遭受強烈陽光直接照射刺激而受傷，且陽光裏的UV-B紫外線，被認為會傷害細胞核，導致癌症。為了避免紫外線的傷害，必須採用適當的方法防曬，以保護皮膚的健康。

回到年輕肌膚～美肌油

如果更積極進一步補充皮膚細胞的養分，可選擇γ–亞麻仁油酸，維持肌膚乾爽及柔潤，養顏美容，讓肌膚更見亮麗與活力。

皮膚的作用相當於細胞膜，是人體的保護膜。因此，脂肪酸不僅是構成細胞膜的成分，對皮膚本身也有很大的作用。一旦細胞膜是由劣質的脂肪酸組合而成，其柔軟性或彈力性都會出現混亂的狀況，也就會產生有問題的皮膚，更別提皮膚應有的保濕能力。

γ–亞麻仁油酸是構成細胞膜重要的脂肪酸，能讓細胞維持彈性與柔軟性。補充γ–亞麻仁油酸，具有「在多種脂肪酸之中，有容易被細胞膜所吸收，並提昇細胞的柔軟性與彈力的效果」，以及「以分子水準來抑制水分蒸發，回復皮膚的防禦機能」，還有「不受脂肪酸代謝反應所抑制」等特徵。是促進皮膚健康，擁有滑順有彈性肌膚的最好養分。

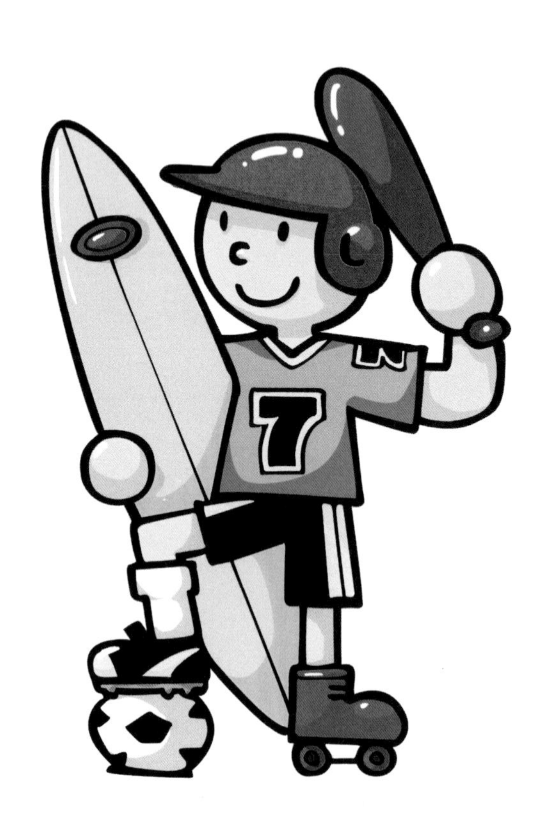

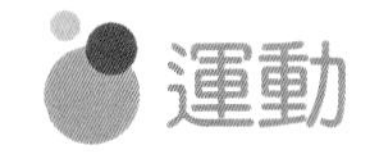

運動

不運動的理由千奇百怪，幾乎每個人都可以說出一個答案。「我很忙」、「我還沒加入健身房」、「我沒有時間」、「我還沒買運動鞋」、「我找不到場所運動」、「我……」不運動的「藉口」實在太多了！運動不一定要準備昂貴器材、設備，或加入特定的機構，再花費大量的時間才能完成。運動也可以很簡單、很輕鬆！如果不是為了運動而運動，而是將運動融入自己的生活中，那麼運動將成為一件簡單甚至能為生活帶來幾分樂趣。

上班時，提早幾站站牌下車，多走幾步路去上班；在辦公室坐久了，伸展一下肢體；午休時，到附近逛逛，消化一下飽脹的肚子；下班後，選一張自己喜歡的CD，跟著音樂盡情舞動，揮灑汗水！其他如健走、游泳、騎腳踏車、爬山、跳土風舞、跳排舞、練氣功等運動，或者伸展操、瑜珈也都是不錯的選擇！只要有心想要運動，運動的選項有非常多，隨時都能找到機會，只要持之以恆，真正去實踐而不是口頭上說說而已！

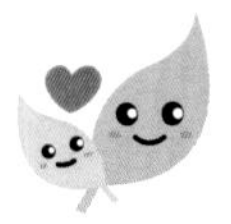

賴博士健康教室

運動的好處

1. 運動不僅能強健骨骼，還能刺激骨骼生長
2. 運動能讓身材逐漸精壯、體重減輕
3. 運動能預防冠狀動脈硬化、心肌梗塞、腦中風等心血管疾病
4. 運動能提升血液循環功能與效率，將養分、營養充分運送到全身
5. 運動能讓身體健康，心靈也得到解放
6. 運動能釋放讓身體感受到快樂的腦內啡，有助於鬆弛壓力，讓身心得到紓展
7. 運動能改善你的睡眠品質，一夜好眠
8. 運動能認識同好，結交好友，拓展人際關係

▶▶▶ 一、運動能量的三大元素：「醣分」、「脂肪」、「氧氣」

運動能讓人充滿活力，保持身體的彈性，並且是各種慢性病的一帖良方。持續運動的人，血液循環好，新陳代謝較旺盛，自律神經建全，有高消化吸收率，精神壓力被紓解不累積，好處不言而喻。喜歡運動的人，同時也延長了自己的生命力。

能量對於運動的人來說，非常重要。有了能量，我們的肌肉才有動力，才能活動。「醣分」、「脂肪」、「氧氣」就是供給肌肉能量的重要元素。

肌肉裏有許多稱為粒線體生產ATP（腺嘌呤核苷三磷酸），ATP能夠提供肌肉能量，是肌肉動作時的動力來源。但是運動經過數秒或數十秒後，ATP會被消耗掉。為了持續運動，肌肉只好分解肝醣或者脂肪合成ATP，提供肌肉運動時所需要的能量。

但是想要持續運動，只有依靠肝醣或者脂肪尚且不夠，還必須要有充分的「氧氣」。供給肌肉充分的氧氣，才能幫助肝醣或脂肪進行有效率的燃燒分解，促進合成ATP，以提高運動的持久力。

除了「醣分」、「脂肪」，還要有「氧氣」促進燃燒分解，提供肌肉能量，維持運動的活力，不易疲勞的身體，才能從運動得到更多的樂趣。

►►► 二、為什麼運動會累？

肌肉長時間持續活動時，使用過度就會引起肌肉疲勞，感到疲累。運動之後會感到疲累，是因為供給肌肉的能量源枯竭，進而讓乳酸囤積在肌肉中所產生。

肌肉裡的肝醣或脂肪等原料，不斷地生成ATP以確保肌肉保有足夠的能量，以維持運動的活力。但是能量並不是永久存在，ATP的消耗非常快，很快就會供給不足。如果已經竭盡所能再生ATP，但此時卻沒有足夠的氧氣，這時就會慢慢累積乳酸，造成肌肉疲勞，身體也就感到疲累。

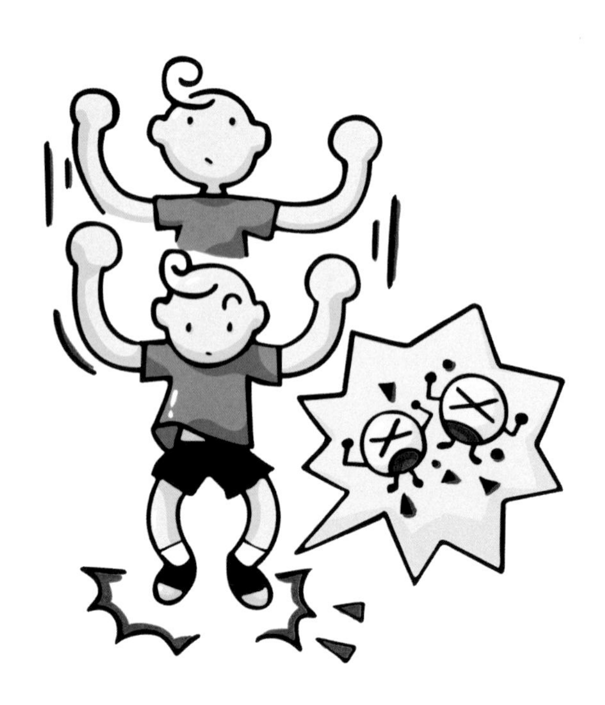

▶▶▶ 三、提升運動的持久性

如果一運動就容易疲累，沒有持久力，不僅無法達到運動效果，也失去運動的樂趣！

分解脂肪比分解肝醣得到的能量多出數倍。因此提供充足的氧氣，有效率地燃燒分解脂肪，就能從中得到比分解肝醣更多有效的能量源，提昇運動的持久力。倘若肌肉無法順利利用脂肪當作能量源，只好分解肝醣與血糖，但是獲得的能量與脂肪根本無法相比。

因此，氧氣供應不足，肝醣枯竭，血糖降低下，疲勞物質——乳酸囤積在肌肉，造成肌肉疲勞。醣份不足對身體的害處不僅在於造成肌

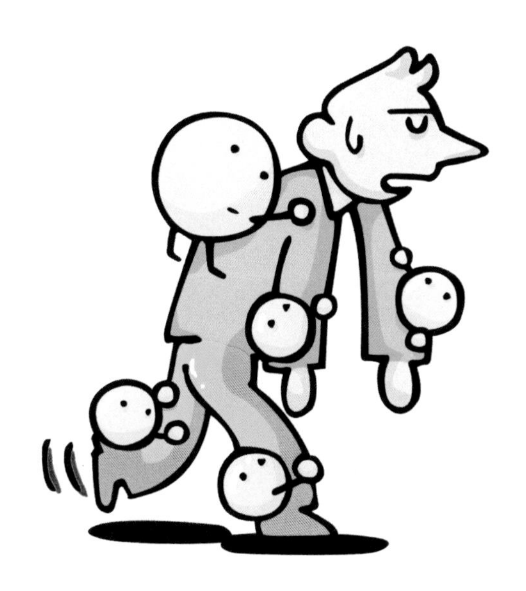

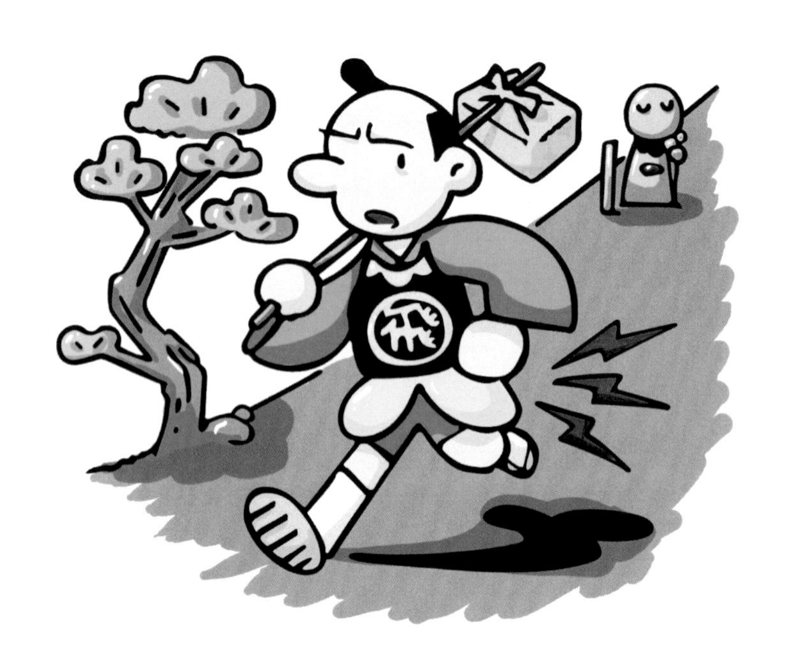

肉疲勞，對於只靠醣為能量來源的腦來說，是一個巨大的危機，無疑是一大惡耗！所以，有效率地燃燒分解脂肪、儲存大量肝醣在肌肉、供應肌肉充沛的氧氣，是提供肌肉長時間維持活動，不使肌肉疲勞的必要條件。讓身體的肌肉能有效率利用、分解高熱量的脂肪，以抑制醣份過度的消耗，對於讓運動得以持續進行，提高持久力是非常重要的。

另外，燃燒能量的原料需要藉助氧氣，因此關係著輸送氧氣的紅血球非常重要。紅血球的柔軟度，決定了輸送氧氣的能力，假使紅血球的柔軟性消失，或者容易被破壞，不曾繼續供應氧氣給肌肉，造成乳酸快速累積，對肌肉的持久力產生不良的影響，身體很快就無法負荷，失去活動力。

賴博士提醒您

有些情況會導致紅血球失去柔軟性，或者易於被破壞。例如下列情形：

1. 當大量流汗，沒有適時補給水分造成脫水，血液濃縮時。
2. 當在肌肉裡累積乳酸，有肌肉疲勞現象，肌肉傾向於酸性時。
3. 當選手曝曬在烈日下比賽，或是跑在燙熱的柏油路上等，讓身體曝曬在高溫下時。
4. 當身體不間斷重覆受到機械式的衝擊時。例如不斷地在堅硬的路面上跳躍，讓腳底反覆受到衝擊。

單純為了健康或享受樂趣，而勤於運動，或是參加比賽，而苦練的運動選手，不論程度，或多或少都會因為運動對身體造成負擔而產生疲勞。如果在身體尚未徹底恢復的情況下，就又開始運動或進行訓練，將造成慢性疲勞，而變成機能障礙進而引發身體不適等。所以在運動之後應讓身體得到徹底的休息，才不會造成身體健康的隱憂。

如果自己長期慢性疲勞或機能障礙，或者是想積極提昇運動能力，建議可使用γ–亞麻仁油酸。

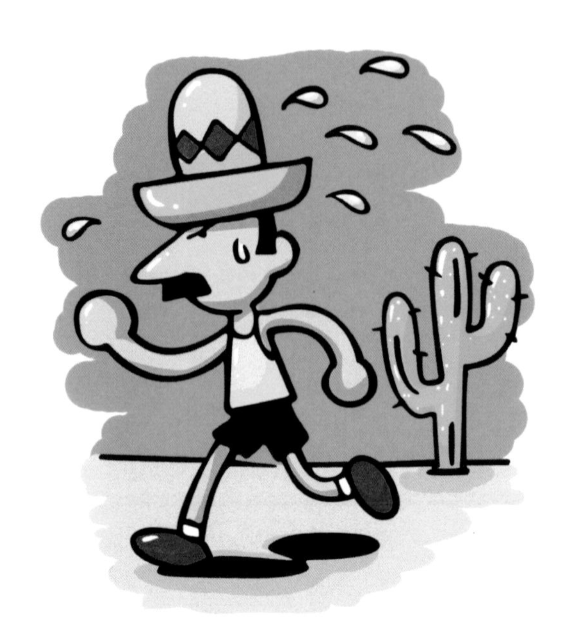

對於想維持運動活力，或者是運動選手使用γ–亞麻仁油酸可達成下列功能：

1. 有效率地將身體的脂肪轉為能量：

γ–亞麻仁油酸能促進酵素分解脂肪的效率，可以有效地將脂肪轉為能量，讓身體保持活力。

2. 保持肝醣、血糖不枯竭：

運動的前半段，γ–亞麻仁油酸提升燃燒脂肪的效率，可以快速導引出高超的持久力。如此，不需要分解燃燒肝醣、血糖，保持到最後而不枯竭，才不會危及身體健康。

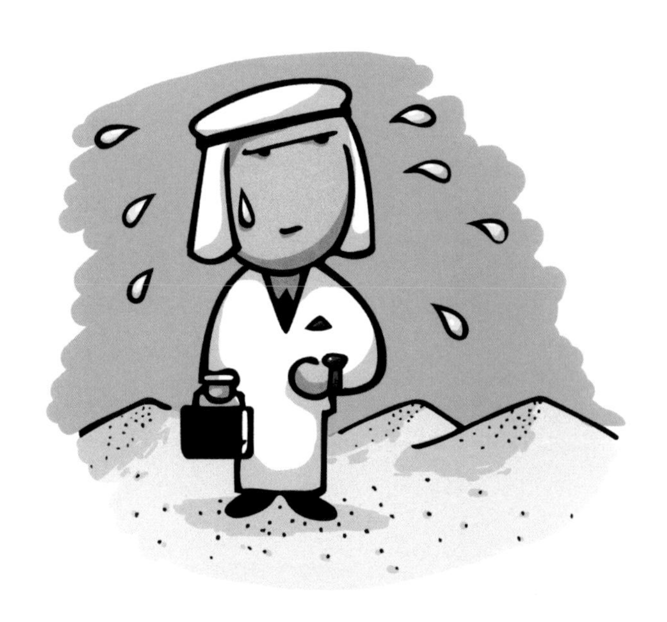

3. 軟化紅血球，提升輸送氧氣功能：

γ－亞麻仁油酸經過實驗證明能夠軟化紅血球，提升輸送氧氣的功能，改善血液循環，順利供應肌肉的有氧能量。運動時需要氧氣幫助分解能量原料，在氧氣充足的時候，肌肉更能夠進行有效率的有氧代謝，也就不會囤積無氧代謝產生的乳酸，導致肌肉疲勞。

適時補充γ－亞麻仁油酸，能促進主要能量來源的脂肪有效地燃燒，同時提升紅血球輸送氧氣功能。如此就可以大大提升運動的持久力，而不容易疲倦。讓單純想運動的人或職業選手，在運動能力更上一層，而享受更多樂趣，進一步得到更多成就感與健康。

生活習慣：菸酒、熬夜、飲食……

請檢視以下所列出的各項，是不是就是你平時的生活習慣：

1. 三餐不規律，不定時定量
2. 吃太多、吃太快，常暴飲暴食
3. 平時愛吃高熱量的零食
4. 經常空腹喝咖啡、紅茶、烏龍茶等咖啡因飲料
5. 在空腹時服用感冒藥、心臟藥、高血壓藥
6. 平常有抽菸、喝酒的習慣
7. 睡前1-2小時吃東西
8. 睡眠不足，常熬夜
9. 生理心理長期感到疲勞、壓力大

現代人的生活，飲食深受歐美影響，而且應酬多，飲酒吸菸一起來，沒時間運動，生活中各種生活壓力找上門，這樣的生活型態就是醞釀疾病的溫床！不正常的生活不僅讓成人患病，也讓小孩不健康，患病的年齡層正向下急速蔓延，侵襲未來的主人翁。

日本國寶級醫師一日野原重明，在60多年的行醫歷程中，歸結出許多疾病的產生都源自於日常飲食型態、生活習慣的錯誤不良所

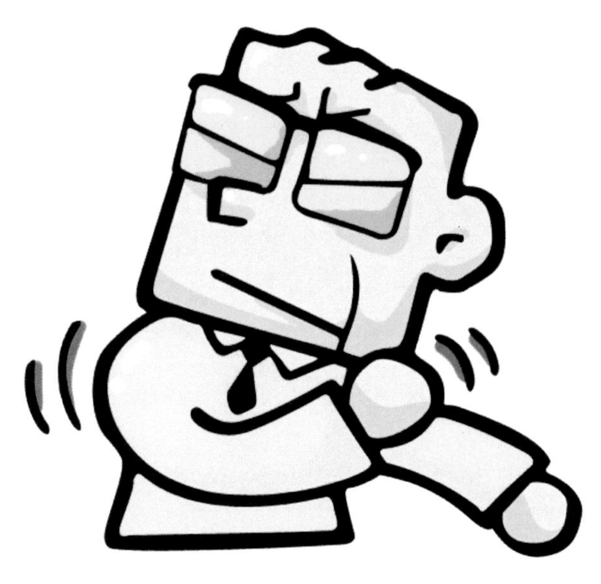

導致。而且在現代社會，生活習慣造成不健康，嚴重的話甚至失去生命的情形越來越嚴重。從造成世界人口死亡因素來看，各類生活習慣病，占60%，其他為急性感染症、事故傷害等因素，也就是大多數人因生活習慣病喪命。生活習慣病起源於自己錯誤的生活態度所造成，並不是由細菌或病毒所引起。生活習慣病並不能只單純專注於某一項出現症狀的部位，而應該從身體內細胞失去正常功能的細胞層次考慮。如果能改善錯誤的飲食、生活習慣，過著健康的生活型態，就可以避免疾病的發生。有鑑於此，文明病、慢性病、老人病在日本正式被定名為「生活習慣病」，以提醒現代人，看似因文明便利的生活衍生許多疾病，其實只要改變自己生活的某些不良習慣，健康就在眼前。

►►► 一、常見的偏差生活習慣

1. 偏愛高熱量食物、暴飲暴食、三餐不定時定量、睡前吃宵夜

腸道和控制其運作的自律神經，都喜歡規律正常的作息節奏，一旦失去這樣的規律性，破壞平衡，將危及腸道的健康。另外如生活作息的不良、熬夜、吃宵夜、睡眠不足、暴飲暴食、飲食不均、緊張、背負沉重壓力、疲勞、營養失調等都會使腸道的壞菌增加。送進嘴巴的食物將決定身體的狀態！這並非危言聳聽，腸內細菌生態失去平衡的主因就是吃進過量的動物性食品，平常偏愛吃低纖高脂的速食，大量脂肪、蛋白質讓腸道內壞菌獲得優勢，壞菌利用這些物質，產生有害且致癌的物質。排不出的糞便累積在體內，造成「腸內腐敗」，有毒物質隨著腸道在體內流竄循環，嚴重影響人體健康。

2. 狼吞虎嚥、咀嚼不夠

三餐「趕！趕！趕！」，三口當成一口，似乎已經成為習慣的進食方式，忙碌的生活，誰都沒有時間多作停留。快速、有效率的飲食習慣，其實隱藏巨大生活習慣病的危機。「狼吞虎嚥」會使得牙齒愈來越不健康，也就越來越不喜歡咀嚼。而且，咀嚼次數少，唾液分泌量比較少，唾液裡的酵素變少，容易有牙結石、口臭，造成口腔衛生問題。咀嚼不夠，臉部細胞的運動量不足，傳達到腦部的訊息不能充分被傳遞，腦部缺乏運動容易累積壓力。而且狼吞虎嚥容易一不小心吃進過量的食物，成為肥胖的因素之一。另外，少咀嚼也會讓身體吸收鈣質的質量降低，兩腳容易變得痠軟無力，年紀大時將遭受苦果。

3. 熬夜、失眠

作息不正常，上網、加班、打電玩、打麻將，都可能讓人忘了時間正在一分一秒的消逝，轉眼間，就看見朝陽升起。如此一來，在白天沒精神，疲累想睡，又或者是乾脆白天倒頭就睡，晚上又是一條龍，造成惡性循環。如此熬夜，簡直就是摧殘身體的健康，是一種慢性自殺。

失眠時，在床上總是輾轉難眠，難以入睡。睡眠品質不佳將導致工作、學習效率不彰。白天嗜睡、在重要場合打瞌睡、注意力無法集中等，將嚴重影響正常生活。不僅如此，長期睡眠品質不佳，將導致發胖、高血壓、心血管疾病、免疫力下降等的疾病。

4. 便秘

生活繁忙的現代人，根本沒時間培養便意，或者在便意來時卻沒時間上廁所。還有人將排便當成是麻煩的事，甚至有人早就習慣便秘，根本不當一回事！其實這些生活型態，都嚴重殘害身體健康。其實，長期便秘的腸道，累積許多食物殘渣在裡面，壞菌的大量繁殖，讓免疫防衛力功能不彰，高濃度的毒素不但傷害腸道，還會透過腸道在人體內循環。所以便秘是一個需要認真看待的大問題！

5. 酗酒

長期酗酒可能罹患潰瘍，或在胃中形成糜爛，而空腹喝酒會因胃液沒有流向，而穿過胃壁。更糟糕的是，如果喝酒後立刻睡覺，將造成胃液逆流，人體如果想藉咳嗽把胃液擠出，但因飲酒過量導致不順，將造成慢性支氣管炎或肺炎。酗酒患者最常見會造成的疾病，有食道出血、消化性潰瘍、胃炎、胃潰瘍、胃癌、急慢性胰臟發炎等消化系統疾病，酒精對身體的危害不能小看，在黃湯下肚之前怎麼能不先考慮一下！

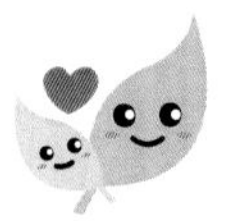

賴博士建康教室

γ–亞麻仁油酸與酒精

酒精在身體之中，經過酵素的運作，變成乙醛（acetaldehyde），然後變成醋酸，最後分解成碳酸瓦斯與水，透過呼氣、尿液等排出體外。如果乙醛無法順利代謝成醋酸，或是喝太多酒來不及代謝，體內累積大量乙醛，就會「酒醉」。

實驗結果證明，預先連續服用三週γ–亞麻仁油酸的男子，酒精消失的速度比較快，而且造成宿醉的丙酮也減少了。所以，γ–亞麻仁油酸不但能加速酒精的代謝，更能使順暢代謝掉酒精，不殘留在身體內。

除了能促進酒精的代謝，γ–亞麻仁油酸對於酒精性脂肪肝也有效。醫學上三酸甘油脂佔肝臟重量5%以上為脂肪肝。

脂肪肝根據程度不同可分為三級：

輕度脂肪肝 →肝臟含脂量5~10%

中度脂肪肝 →肝臟含脂量10~25%

重度脂肪肝 →幾乎所有肝臟細胞均有脂變狀態

γ－亞麻仁油酸服用前後之血中乙醇（Ethyl Alcohol）濃度的變化

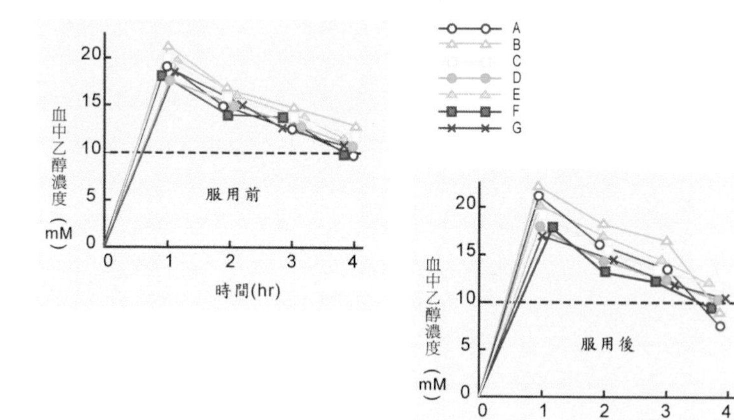

γ－亞麻仁油酸服用前後之血中丙醇（Acetone）濃度的變化

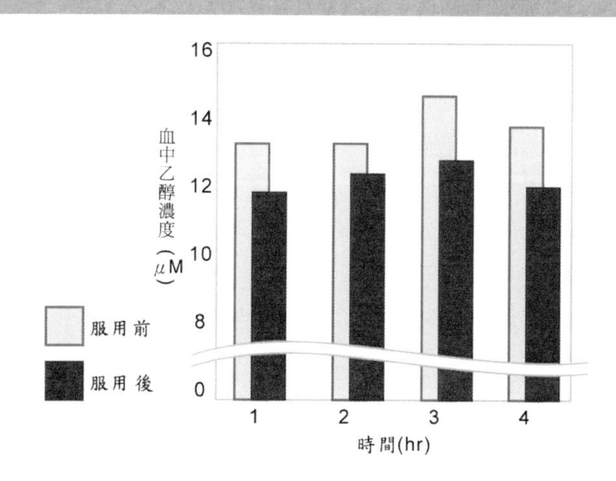

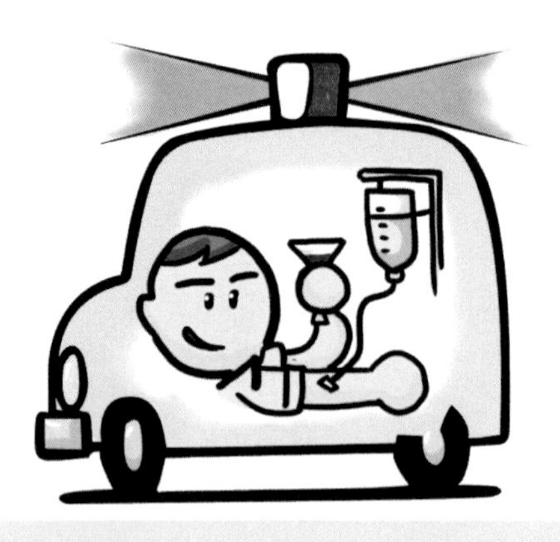

因為喝酒會代謝出乙醛，而乙醛會抑制脂肪酸的分解，在肝臟內累積。脂肪酸為中性脂肪的原料，脂肪酸增多了，中性脂肪也就隨之增加，也就變成脂肪肝。

日本Shojior Tsukamoto等醫學研究團隊，連續35天給老鼠吃含有酒精的飼料，進行實驗。分成有食用γ–亞麻仁油酸和沒有食用γ–亞麻仁油酸兩組。結果，很明顯的食用γ–亞麻仁油酸的那一組，出現肝臟內中性脂肪下降的數據。總而言之，γ–亞麻仁油酸有助於酒精性脂肪肝的作用。

6. 抽菸

菸草中的尼古丁會作用於自律神經，使得血管收縮，胃內血液流動惡化，胃的活動變為衰弱，但這時胃液分泌旺盛，胃黏膜逐漸弱化，將引發潰瘍。焦煙和尼古丁與唾液混合後，將直接刺激胃的黏膜，增加唾液的分泌。抽菸也刺激大腸的運作，造成消化不良和腹瀉。最可怕的是，吸菸會引發肺癌、口腔癌、喉癌、下咽部癌、食道癌、膀胱癌、腎癌等癌症，使人失去寶貴的生命。

7. 工作、生活壓力大

現代人生活似乎難與壓力脫鉤。薪水少，房貸、車貸、小孩教育費負擔重，經濟壓力大；上班競爭大，深怕被淘汰，工作壓力大；累積的壓力造成失眠，睡不著，壓力更大！長期處在強大的壓力狀態下，是不可承受之重。高壓力將傷害大腦，使人記憶力減退、血壓上升、感到疲倦、免疫力降低，同時也打擊腸胃道，造成消化不良，排便不順，甚至導致免疫力降低。

►►► 二、健康從改善生活習慣開始

三餐定時定量 營養均衡

三餐定時定量，才能提升腸胃的活動機能，擁有健康的腸胃。腸道最重視規律的步調，過規律的生活，是腸道保健的重點，錯亂的生活作息，將導致吸收、排泄的失調，造成身體堆積廢物、毒素。從第一餐開始就要定時定量，三餐的時間可以大約在：7點、12點～13點、18點、19點，每一餐的時間距離大致在5～6個小時，因為吃進肚子裡的食物，經過這樣的時間長度，胃才能處理完畢，再分批送入小腸。

有均衡的飲食才有健康身體。每天多攝取含有豐富膳食纖維的食物，如蔬菜、海藻、菇類等，讓腸胃的活動更活絡，促進自律神經的平衡。減少食用肉類，因為長期食用大量的動物性食品，腸道會變得又硬又短，在腸內長出憩室、息肉，而且動物性蛋白質在腸道腐

敗後，還會產生有毒氣體，並且成為宿便。除了多食用新鮮的蔬果，同時減少動物性的食物，以最理想食物的比例：植物性食物占85～90%；動物性食物占10～15%為原則。

除了定時定量、多攝取纖維素、營養均衡之外，應注意飽足感以八分飽為佳，千萬不要暴飲暴食，讓胃保留一個喘息的空間。

戒除宵夜

年齡增長後，身體的基礎代謝率越來越慢，再加上懶得運動的習慣，將造成肥胖與疾病，所以想要保有健康與青春活力，就必須改變不當的飲食習慣。夜晚的代謝率比白天時低，是一天中用掉熱量最少的時候，如果在睡前吃下高熱量、高油脂的宵夜，馬上就上床睡覺，血液中的脂肪含量急速上升，阻塞血管壁，即導致肥胖、腸胃、心血管等疾病的發生。應回歸定時定量規律的三餐飲食，避免因為三餐不正常，而在晚上再加一頓宵夜，滿足口腹之欲卻失掉健康。

細嚼慢嚥 一口嚼30下

咀嚼能讓我們遠離生活習慣病。細嚼慢嚥時，食物在口腔中被徹底嚼碎並且混合唾液，消化系統全體動員起來，唾液、胃液、腸液都開始分泌，增加消化的程度，減少腸胃的負擔。咀嚼活動的範圍有牙齒、舌頭、臉頰、喉嚨，以及周圍的肌肉等，與控制這些器官的中樞神經系統有密切的關係，是活化體內很多機能的重要動作。

咀嚼帶來的效果有：

1. 腦的發達：咀嚼能活化腦部

2. 預防牙齒相相關疾病：比較不容易形成蛀牙或牙周病

3. 說話發音清楚：能清楚掌握語彙，發音清晰

4. 提升味覺的敏銳度：清楚辨別食物的味道

5. 促進腸胃蠕動：減輕腸胃負擔

6. 避免肥胖：咀嚼能驅動飽食中樞預防飲食過量

7. 提升體力：讓人無論在讀書或工作都精神飽滿

8. 預防癌症發生：唾液可以預防癌症

提升睡眠品質

現代人壓力大，常有失眠的困擾。在夜晚輾轉難以入眠，或是睡著之後容易醒來、淺眠，都會讓人在白天顯得疲累、精神不濟，影響工作效率。睡眠品質不佳，可以試試補充蛋白質中「色胺酸」含量比例高的食品。蛋白質中的「色胺酸」是「血清素」以及「褪黑激素」最佳的來源，「血清素」可保持好心情好睡眠；「褪黑激素」則是助眠抗衰老的重要物質。南瓜子、腰果、葵瓜子、開心果、蕎麥仁等這類食物，可以多食用。而為了讓色胺酸轉換成血清素、褪黑激素，還必須補充維他命B3、B6、鋅、鎂，還要適當的運動。但如果是心理

壓力、情緒不穩定等因素的失眠困擾，可嘗試例如蓮子、紅棗、蜂蜜、桂圓、酸棗仁等養心、安神的食品改善狀況。

除了飲食的調理，應避免中午過後還喝咖啡、濃茶、熱巧克力等含咖啡因飲料，以免影響睡眠，尤其是進入更年期的朋友，影響更大。在睡前記得不要喝水、碳酸飲料或吃高糖食物，或激烈運動，以免影響睡眠。

想要晚上有個好眠，讓白天充滿活力、精神，可以試試以下的小訣竅：

1. 在固定時間起床。
2. 吃一頓營養均衡的早餐。
3. 中午可小睡個15～20分鐘，但是別睡太久，以免影響晚上的睡眠。
4. 白天時間不要吃太飽，還要避免精緻食物，如蛋糕、甜點類等。
5. 有機會就曬一下太陽。
6. 適當做些運動，如快走、慢跑、爬樓梯等，讓自己留一點汗。
7. 下班後做些柔軟操，幫助紓解壓力，但是睡前2小時就不要激烈運動。

順暢沒負擔

排便順暢，讓身體沒負擔，身體才健康，建議試試以下的方法：

1. 培養早便的習慣：

比平常早起1小時，在早餐後為自己的腸道保留5～10分鐘的「早便」黃金時段，「專心」培養便意。

2. 補充乳酸菌：

要維持年輕健康的腸道，就要提升腸道乳酸菌的活力，除了調整我們日常的飲食之外，補充益菌也很重要。腸道中的益菌如：乳酸桿菌、比非得氏菌、腸球菌等乳酸菌群，它們都是打擊壞菌、守護腸道健康的益菌。

3. 多喝水：

多喝水能促進新陳代謝，幫助排泄及排便，清淨血液，調節體質。每天至少要喝1.6公升～1.8公升的水，大概是6至8杯水的容量。如果當大腦感到口渴才喝水，已經太慢！建議定時補充水分，才不會忘了喝水。

4. 提供足夠的材料：

要有優質的的原料，就必須注意飲食內容，從食物中多攝取纖維質、五穀蔬菜，每天至少要吃進30公克以上的食物纖維。

5. 多運動：

身體如果沒有足夠的運動量，會使得腸道的蠕動逐漸衰弱，代謝緩慢、血液循環差、神經反射、體力不濟。沒有運動習慣的人，待在廁所的時間比較長，排便也不順。

戒除菸酒

在吞雲吐霧之間，可能一口氣就將尼古丁、焦油、一氧化碳、氫氰酸等多種致癌物質吸進體內。抽菸不但可能罹患氣管炎、咽喉炎，嚴重的話還能致癌。除此之外，對於心血管系統的影響也很大，抽菸可能導致冠心病、冠狀動脈痙攣等。過量喝酒將影響營養的攝取與吸收，造成營養失衡，還會讓人心跳加快、頭暈目眩、血流加快，造成注意力、自制力、記憶力的退化或喪失。想要靠著抽菸喝酒舒緩壓力，不但招致反效果，還會賠上健康。

適時解壓力

倘若讓自己長期處在壓力下，不只造成心理上焦慮不安、情緒煩躁、健忘、失眠、性格異常、莫名憂傷之外，還會導致生理上的加速衰老！譬如皮膚產生皺紋、頭髮乾枯、消化系統失調、體重失控、身心俱疲等，更嚴重的話還可能導致血壓上升引發心血管疾病、免疫系統功能減弱等危險。如果有以下情形就要小心是否因為壓力過大，身體開始發出警訊：

1. 容易動怒
2. 過度的焦慮或害怕
3. 強烈的挫折感直襲而來
4. 有想要哭泣的感覺
5. 身體出現如失眠、頭痛、背痛等不舒服的狀況。
6. 對任何事都提不起勁來，總是感覺無聊
7. 說過的話，做過的事很快就忘記，回想不起來，有健忘的傾向
8. 無法進行創造性思考

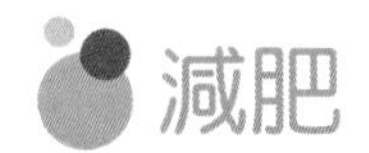

減肥

現代人壓力一大，很容易讓飲食失控，而過度飲食，又沒有運動的習慣消耗掉熱量，就很容易讓身型日漸肥胖。研究證實，總是讓自己吃到十分飽或者沒有節制的人，容易老化。攝取過多的熱量，脂肪過剩，血脂高，造成大腦動脈硬化，供給大腦的營養素不足，造成記憶力衰退、智力下降。肥胖同時也是心血管疾病、糖尿病、關節炎、中風、脂肪肝等慢性病的根源，甚至癌症相關。

最近的研究甚至發現，飲食控制不但可以抗老，甚至可以延長壽命，這種生命現象在酵母、老鼠、紅毛猩猩、猴子身上都被證實是存在的。

想要減重無負擔，維繫健康的身體，延緩退化，建議在飲食上採用幾項原則：

1. 多吃纖維類食品：

食物纖維能延緩胃的排空時間，防止過飽，具有低卡路里、耐餓性的特性，是想要減重的人，三餐桌上最應該出現的食物。食物纖維經過腸胃道，不會被吸收利用，增加飽足感，減少高熱量食物的攝取，阻止脂肪吸收，是減肥最天然有效的食物。蔬菜、水果需要花費較多的時間咀嚼，大腦的飽食中樞會發出中止飲食的訊號，也就不會吃太多食物。另外，攝取大量的食物纖維後，延緩食物的消化吸收，比較不容易有飢餓感，而且卡路里低，不必擔心熱量的問題。想要減重的人，除了多吃含有豐富膳食纖維的食物，也應該注意攝取均衡的營養，才能瘦得輕鬆又健康。

2. 遠離高膽固醇食物：

魷魚絲、龍蝦、雞爪、乳酪蛋糕、蛋、內臟、牡蠣、干貝、全脂奶粉等，都是屬於膽固醇含量高的食物。膽固醇、脂肪、醣類含量多的食物，味道顯然比其他食物美味可口許多，但是想要健康減重，必須拒絕這些食物的誘惑，過高的脂肪與熱量，只會讓自己越來越肥胖。

3. 勿攝取過量的油脂：

如果攝取過量的油脂，將會造成肥胖。因此在日常的飲食中，應盡量避免自己吃進太多油脂。注意遠離油炸物、食用前油炸類食物先去外面的酥皮、少吃堅果類零食、避免高油脂的甜食、選擇水煮食物等，都能避掉不必要的的油脂累積。

相信嗎？「壓力」也會造成肥胖。人類社會不是實驗室的動物世界，除了飲食的原因，還有複雜的社會因素造成肥胖。每個人都可能因為事業、社會關係、家庭等因素，揹負起龐大的壓力。沉重的壓力會使得腦中血清素減少分泌。因為名模、偶像當道，讓許多女性紛紛仿效過瘦的明星，已經很瘦卻還想要更瘦，而強迫自己刻意減少進食，甚至不吃。這種想要刻意減肥的人，對腦部造成壓力也會使得血清素減少。當血清素減少，食慾會變得異常，人也顯得精神不穩定，吃再多都不會飽、也不會滿足。所以在用餐時應保持愉快的心情，大腦分泌出血清素，為腦部帶來活力，增加滿足感、飽足感，安定精神，抑制不正常的食慾，肥胖也就不會上身。

減肥者適用美肌油（Mucor oil）

1.適用對象：肥胖（飲食不均、代謝不良）

2.改善原因：能代謝多餘的身體飽和脂肪，促進新陳代謝。

3.好轉現象：排泄比較正常。

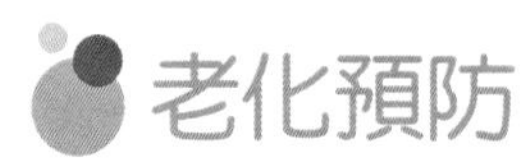

老化預防

隨著生理年齡的增加，開始只有回憶，沒有記憶；很容易疲倦，坐在沙發上一下子就睡著了；皮膚逐漸變皺，出現斑點；腰圍變粗，外形改變了。很多人甚至要習慣與上門的疾病和平相處。難道真的老了嗎？

人人都想要青春永駐，想要有永遠健康的生活。上至高官顯貴，下到市井小民，都懷有一個不老的夢想。成熟而不顯老，智慧不靠皺紋、白髮來顯現，是大家的共同願望。

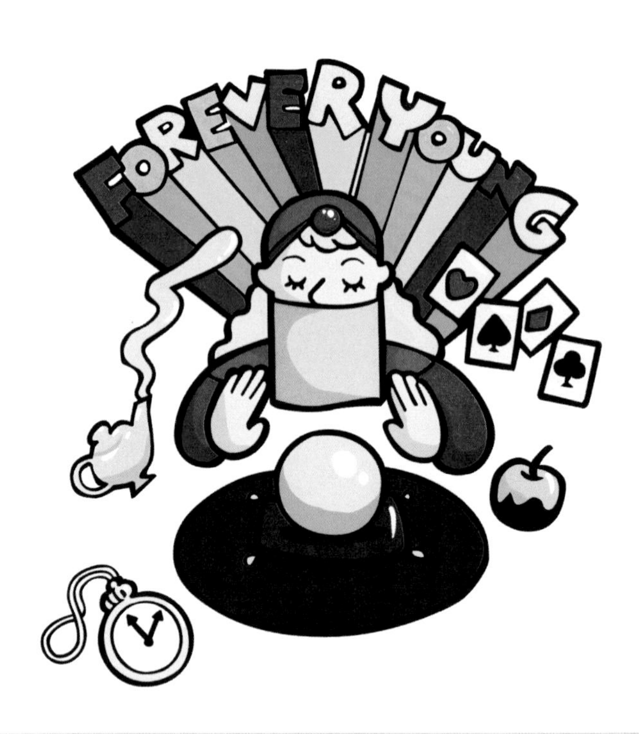

►►► 一、從細胞看老化

現代的醫學研究團隊對老化的研究，著重在如何讓老年時仍能維持健康，讓生活有品質。深入細胞的角度來剖析老化現象，可以歸納出幾個重點：

1. 細胞變硬。隨著年齡的增長，細胞也逐漸地失去柔軟度，而變得越來越硬。細胞變硬了，身體也變得僵硬！
2. 細胞膜老化。例如接收器失靈，不能聽見細胞發出的訊號；具天線功能的部位，不能接收訊號，也不能傳達訊號等。
3. 細胞在微細血管的流動變得不順暢，循環也不順利。
4. 截收胰島素般的內分泌荷爾蒙或細胞激素、前列腺素等傳遞訊息物質的受體，也漸漸硬化。
5. 細胞的某些受體，稍微受到刺激就有激烈的反應。
6. 免疫的細胞分辨細菌、癌細胞等的能力降低，而錯誤地攻擊自己的細胞。
7. 體內可能存在著比實際年齡還老的細胞。

►►► 二、與老化背道而馳的介白素IL-6

IL-6（Interleukin-6）這個介白素因為控制的「抑制性物質」會發生老化，而來不及控制IL-6的產生，才導致IL-6隨著年齡增長而快速增加。

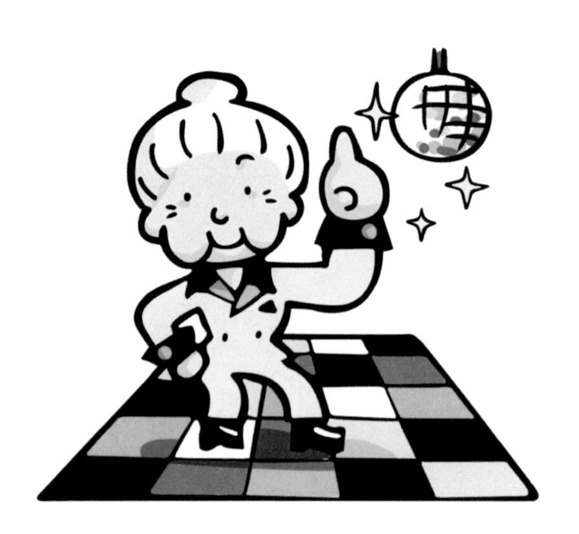

抑制IL-6的物質裏含有雌激素等女性荷爾蒙，但停經之後的婦女雌激素的分泌銳減，才讓IL-6這個介白素在人的年紀越大時，反而分泌愈旺盛。

但是IL-6介白素分泌的變化，卻會造成細胞間的聯絡網絡的崩潰、混亂，成為老化的過程。至於停經後的女性朋友，IL-6的增加也並不是一件好事，因為IL-6的增加與膝蓋疼痛、骨質疏鬆症，甚至是肺炎、癌症、老化都有相關，應該特別注意。

▶▶▶ 三、抗老化的飲食原則

抗老現在就要開始！有人主張35歲就應該抗老，甚至有人認為25歲就應該開始注意。不論你現在是幾歲，現在都應該馬上展開未老綢繆的行動。

選擇多顏色蔬果

選擇多顏色的蔬果，越吃越年輕！高纖維的蔬果含有較低的熱量與膽固醇，可減低罹患心血管甚至癌症發生的機率。而且天然新鮮的蔬果含有的大量「超級營養素」～抗氧化素，能夠避免體內的自由基過高而提早老化、罹患疾病。多吃蔬果同時能攝取到豐富的維他命，以及植化素、類黃酮、多酚類等，具有抗老、潤膚、護膚的功效，可延緩肌膚老化，維持肌膚年輕、彈性。

不同顏色的蔬果有不同的功能，天天攝取6色蔬果，讓自己回到重返年輕肌膚：

1. 紅色蔬果：

含有茄紅素、花青素、辣椒紅素，有抗癌功能。紅色蔬果能守護心臟機能，防止記憶力退化，保護泌尿系統，降低罹患癌症機率。譬如紅甜椒、草莓、蔓越莓、紅葡萄、西紅柿、紅西瓜、辣椒等蔬果。

2. 橙黃色蔬果：

橙色食物含玉米黃素；黃色食物含葉黃素，都是保健眼睛的良好營養素。胡蘿蔔素提供維生素A，提高免疫力；維他命C，可保護口腔、清除自由基，這類蔬果譬如胡蘿蔔、木瓜、芒果、橘子、柳橙、南瓜、地瓜、鳳梨、黃玉米等。

3. 綠色蔬果：

綠色蔬果能抗氧化、提振精力，含有葉綠素，是飲食中錳的良好來源，能強健骨骼、牙齒、視力，譬如青椒、菠菜、蘆筍、花椰菜、青江菜、四季豆、黃瓜、奇異果、綠色西洋梨與酪梨等蔬果。

4. 藍紫色蔬果：

含有花青素，防止抗氧化壓力、保護細胞，延緩老化，保護泌尿系統、延緩記憶力退化。譬如茄子、紫甘藍、藍莓、葡萄等蔬果。

5. 黑色蔬果：

黑色蔬果含有綠原酸、單寧酸鈣、鐵、鋅、硒、維生素等物質，攝取黑色蔬果具有抗氧化、抗衰老、防癌、提升免疫系統功能、潤澤皮膚等功效。譬如黑木耳、黑芝麻、黑米、黑豆、黑棗、黑蕎麥、烏梅、黑棗、牛蒡等蔬果。

6. 白色蔬果：

白色蔬果含蒜素、鉀、鈉等物質，能促進心臟健康，調整控制血壓、膽固醇、抗菌，譬如大蒜、洋蔥、韭黃、大豆、杏仁、馬鈴薯、香蕉、梨子等蔬果。

少糖

精緻的麵粉食品，例如白吐司、白麵、麵包、饅頭等，應盡量避免，多食用低升糖指數（GI）的食物。低GI食品如下：

全穀類	黑麥、大麥、糙米
堅果類	腰果、松子、核桃
水果類	櫻桃、木瓜、蘋果、李子、桃子、葡萄柚、柳橙、水梨
蔬菜類	花椰菜、綠葉蔬菜、蕃茄、洋蔥、蘆筍、萵苣、胡蘿蔔、山藥、苦瓜、黑豆、大豆、青豆、扁豆
蛋白質類	奶製品、優酪乳、蛋類、魚類、肉類
脂肪類	牛油、橄欖油

少熱量

在1960年代，美國經由動物實驗發現，限制動物熱量能夠有效抗老，遠離疾病。限制熱量能造成生物缺乏食物的壓力，反而激發生物的防衛機制，生物陷在艱困的情況下，能激發生物本能，讓身體以更高的效率運轉，全面提升身體機能與適應力，因此讓身體更健康，也延長了壽命。今日雖然對於讓人長生不老的方法仍然莫衷一是，唯一普遍獲得認同可以有效防老、抗老的就是限制每日攝取的熱量。因此，建議每日攝取的熱量限制在1200～1500卡，以達到延年益壽、抗老、防病的目標。

低溫　少油的烹調

三餐以低溫烹煮，避免容易氧化，高溫、高熱量的食物，像是甜點、速食、快餐、燒烤油炸食品。而想要抗老，並不是完全不攝取油脂，長期不攝取油脂反而將影響身體吸收營養成分。油脂能提供人體熱量和必需的脂肪酸，也是突顯食物的色香味的重要條件。三餐飲食中應避免錯用反式脂肪，可減低身體發炎和各種讓人衰老的疾病。吃錯油會影響細胞之間的聯絡，干擾組織器官之間的運作，嚴重的話將造成功能失調或病變；吃對了，則可以讓我們器官組織充分發揮，同時也降低罹患疾病的機率。

適當補充營養素

1. γ–亞麻仁油酸（Mucor oil）：

γ–亞麻仁油酸提供細胞膜一種脂肪酸。經過實驗研究證明，γ–亞麻仁油酸可以降低IL-6介白素的產生，也就是說能夠減緩老化或與其相關疾病，可以說是老化的一帖良方。

2. 維生素B群：

維生素B群是提振精神、穩定情緒的的重要物質。但是現代人的三餐幾乎都是精緻過的米飯麵食，這樣的飲食習慣容易缺乏維生素B群。缺乏維生素B群時，可能引起焦躁不安、神經系統失調、情緒不穩定，更嚴重時會出現皮膚發炎、貧血、腳氣病。 缺乏維生素B群的人，看起來比較老，智力也可能出現障礙。有研究證據顯示，維生素B群能有效減緩大腦的萎縮，降低罹患失智症的機率。

常見富含維生素B群的食物有：

全穀類	燕麥、小麥、糙米、胚芽米、小麥胚芽
水果類	橄欖、香蕉、桃子、鳳梨、甜瓜、柑橘類、梅子、棗子、無花果、葡萄乾
深色蔬菜類	綠花椰菜、波菜、小甘藍菜、蘿蔓
堅果類	花生、核桃、杏仁
其他	牛奶、綠藻、啤酒酵母、洋菇、包心白菜、黃豆芽、毛豆、大豆食品、南瓜、甜椒

3. 維生素C：

維生素C是一種自由基清除劑，有抗老、防止身體「生鏽」的功效，並且能刺激各種酶，搜索與消滅體內的自由基，有效延緩身體的退化，同時能保護牙齒、牙齦、加速傷口的癒合。此外，還能提高人體的免疫力、加速新陳代謝、增加好的膽固醇等效用。維生素C多被使用於骨質疏鬆、心血管疾病、白內障等中老年疾病的預防與治療。維他命C普遍存在於新鮮的蔬菜水果中，含量較高的有：花椰菜、馬鈴薯、芥蘭、青椒、蕃茄、芭樂、奇異果、柳橙、葡萄柚、木瓜等。此外，要特別注意的是攝取維他命C不要以蔬果汁代替，因為蔬果中的維他命C可能在加工過程中早已經流失。

4. 維生素E：

維生素E存在於身體內脂肪含量豐富的部位，如果缺乏，將造成神經系統異常、生殖能力缺陷及肌肉萎縮。在一般正常的生理狀況下，一般人很少有缺乏的情形，除非是病理性或特殊生理性因素才可能導致。維生素E具有優良的抗氧化功能，是一種對身體很重要的維生素。

維生素E的抗老功效為：

① 保護細胞免於自由基的攻擊，延緩老化，使皮膚細緻、有彈性

② 破壞自由基的鏈狀化學反應

③ 舒緩關節炎症狀

④ 防止大腦退化

⑤ 預防心臟病和心肌梗塞

⑥ 提高免疫系統功能

⑦ 降低膽固醇，防止動脈栓塞

⑧ 預防發生癌症

天然的維生素E普遍存在於植物油、堅果類、豆類、穀物、深綠色蔬菜中。富含維生素E的食品，例如黃豆油、葵花籽油、紅花油、玉米油、杏仁、山核桃、花生、小麥胚芽。

5. 鎂：

鎂對於預防心血管病、改善非胰島素糖尿病的葡萄糖耐糖量很有功效。不僅如此，鎂還能提高抗壓力、舒緩情緒、放鬆神經，降低緊張、憂鬱造成的影響，並且讓人擁有美麗的肌膚。鎂普遍存在於深綠色蔬菜中，例如甘藍菜、莧菜、波菜，而全穀類麩皮、胚芽、核果類、種子類、香蕉也是攝取鎂很好的來源。

6. 鋅：

鋅是維持體內免疫系統的重要物質，能提高人體的免疫力。鋅對於保持皮膚的健康有很大的功效，不只降低痤瘡的發生，對於肌膚乾燥、丘疹也能達到功效。鋅也是眼睛的重要元素，如果缺鋅，會造成眼睛呆滯，甚至視力障礙。富含鋅的食物有：海帶、海參、牡蠣、西蘭花、芥菜、香椿、金針花、花生、松子、核桃、椰子蔥、蒜、紅辣椒、磨菇、木耳等。

7. β胡蘿蔔素：

β胡蘿蔔素擔任填補維生素，和其他抗氧化物作用空白的特殊氧化劑的角色，能保護細胞，抵抗自由基的破壞，延緩衰老。β胡蘿蔔素是維生素A的先質，能在體內轉化成維生素A，維生素A具有保護眼睛的功能，能抗衰老、提高免疫系統功能。

β胡蘿蔔素的抗老功效有：

① 預防白內障

② 癒合口腔內的癌前損傷

③ 預防心肌梗塞

④ 提高免疫力

⑤ 預防突發性心臟病

⑥ 防止胃癌、肺癌、乳腺癌的發生

菠菜、油菜、蕃茄、地瓜、茼蒿、韭菜、胡蘿蔔、木瓜、芒果、紅肉李等，都含有豐富的β胡蘿蔔素。

生理年齡的增長是必經之路，任何人都無法避免，但不代表年紀大了，就一定會不健康，與疾病為伍。健康、快樂、有品質的生活，不應該在人生的哪一個階段妥協、打折扣。試著從積極樂觀的角度，以最嶄新的觀念與想法面對，排斥與抗拒年紀的增加於事無補。學習與自己的生理時鐘共處，你不能讓它停止轉動，但可以決定它的速度、穩健度。為身體找到青春活泉，補充讓身體啟動生命力的營養素，排除錯誤的飲食型態，內化為自己的飲食態度，重歸正常規律的生活，健康應該由自己爭取，而非坐享其成！從細胞的源頭，維持細胞年輕的狀態，也就能降低甚至消除老化帶來的諸多問題與疾病。如此的話，表示成熟卻不失健康的願望距離不遠！

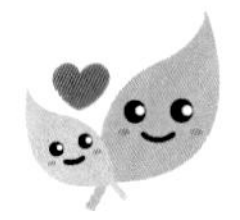

賴博士健康教室

留住維生素 健康加分

1. 蔬果洗乾淨後，連著外皮一起吃。切好的蔬果要立刻烹煮或生吃。

2. 以香料或草藥取代鹽入菜，不僅健康還可增加菜餚的風味。

3. 在鹽罐加米，如此一來就不會灑出太多的鹽巴，也就不會加太多鹽在食物裡，或者根本不要在餐桌上放鹽罐。

4. 做餅乾、蛋糕時放一半的糖，或根本不要加糖。

5. 選擇無糖的食品。

6. 以蒸氣或微波煮菜。煮的時候只需要加少量的水。

參考資料

書籍：

- 李豐（民99）。**善待細胞可以活得更好**。台北市：原水文化。
- 林初梅（民88）（譯）。**大健康力：人體60兆個細胞的大革命（原作者：鹽谷信男）**。台北市：台力文化。
- 呂美女（民99）（譯）。**長壽DNA（原作者：白澤卓二）**。台北市：天下文化。
- 免疫學研究會（民92）。**細胞力**。台中市：南華報新聞社。
- 施宗雄（民86）。 **DNA營養學：使細胞年輕化（原作者：松永政司、宇住晁治）**。台北市：桂冠出版。
- 涂可欣（民87）（譯）。**一粒細胞見世界（原作者：Boyce Rensberger）**。台北市：天下遠見。
- 高淑珍（民97）（譯）。**圖解細胞世界（原作者：黑谷明美）**。台北市：書泉出版社。
- 陳瀅如（民98）（譯）。**活化細胞飲食養生法（原作者：山田豐文）**。新北市：青文出版。
- 曾雪玫（民86）（譯）。**DNA健康法：讓細胞開始恢復年輕（原作者：松永政司、宇住晁治）**。台北市：桂冠出版。

期刊：

- 王如蓉（民97）（譯）。**細胞如何大掃除（原作者：德瑞提奇）**。科學人，81，114-122。
- 江建勳（民96）。**成年大腦長出新細胞**。科學月刊，453，694-697。
- 李豐（民93）。**笑，讓細胞運動**。人生，256，92-93。
- 張曉卉（民96）。**影響健康的十七件大事**。康健，98，130-136。
- 黃榮棋（民97）（譯）。**你的細胞就是我的細胞（原作者：Nelson, J. Lee）**。科學人，73，52-59。
- 程樹德（民95）。**享美食活高壽？開啓細胞延壽之鑰**。科學月刊，444，890-891。
- 簡志祥（民97）。**你，敢吃細胞嗎？**。科學月刊，461，334-336。

健康Life03　PE0017

新銳文創
INDEPENDENT & UNIQUE

健康存摺：
細胞力

作　　者	賴連金
責任編輯	蔡曉雯
圖文排版	陳佩蓉
封面設計	陳佩蓉

出版策劃	新銳文創
發 行 人	宋政坤
法律顧問	毛國樑　律師
製作發行	秀威資訊科技股份有限公司
	114 台北市內湖區瑞光路76巷65號1樓
	電話：+886-2-2796-3638　傳真：+886-2-2796-1377
	服務信箱：service@showwe.com.tw
	http://www.showwe.com.tw
郵政劃撥	19563868　戶名：秀威資訊科技股份有限公司
展售門市	國家書店【松江門市】
	104 台北市中山區松江路209號1樓
	電話：+886-2-2518-0207　傳真：+886-2-2518-0778
網路訂購	秀威網路書店：http://www.bodbooks.com.tw
	國家網路書店：http://www.govbooks.com.tw

出版日期	2011年12月　初版
定　　價	250元

Printed in Taiwan

國家圖書館出版品預行編目

健康存摺：細胞力 / 賴連金著.
-- 一版. -- 臺北市 : 新銳文創, 2011. 12
面； 公分. -- (健康Life)
參考書目 : 面
ISBN 978-986-6094-44-6(平裝)

1. 健康法 2. 細胞免疫性

411.1 100020865

讀者回函卡

感謝您購買本書，為提升服務品質，請填妥以下資料，將讀者回函卡直接寄回或傳真本公司，收到您的寶貴意見後，我們會收藏記錄及檢討，謝謝！
如您需要了解本公司最新出版書目、購書優惠或企劃活動，歡迎您上網查詢或下載相關資料：http:// www.showwe.com.tw

您購買的書名：＿＿＿＿＿＿＿＿＿＿＿＿＿＿＿＿＿＿＿＿＿＿

出生日期：＿＿＿＿年＿＿＿＿月＿＿＿＿日

學歷：□高中（含）以下　□大專　□研究所（含）以上

職業：□製造業　□金融業　□資訊業　□軍警　□傳播業　□自由業
　　　□服務業　□公務員　□教職　□學生　□家管　□其它＿＿

購書地點：□網路書店　□實體書店　□書展　□郵購　□贈閱　□其他

您從何得知本書的消息？

□網路書店　□實體書店　□網路搜尋　□電子報　□書訊　□雜誌
□傳播媒體　□親友推薦　□網站推薦　□部落格　□其他＿＿＿＿

您對本書的評價：（請填代號　1.非常滿意　2.滿意　3.尚可　4.再改進）

封面設計＿＿　版面編排＿＿　內容＿＿　文／譯筆＿＿　價格＿＿

讀完書後您覺得：

□很有收穫　□有收穫　□收穫不多　□沒收穫

對我們的建議：＿＿＿＿＿＿＿＿＿＿＿＿＿＿＿＿＿＿＿＿＿＿

＿＿＿＿＿＿＿＿＿＿＿＿＿＿＿＿＿＿＿＿＿＿＿＿＿＿＿＿

＿＿＿＿＿＿＿＿＿＿＿＿＿＿＿＿＿＿＿＿＿＿＿＿＿＿＿＿

＿＿＿＿＿＿＿＿＿＿＿＿＿＿＿＿＿＿＿＿＿＿＿＿＿＿＿＿

請貼
郵票

11466
台北市內湖區瑞光路 76 巷 65 號 1 樓
秀威資訊科技股份有限公司 收
BOD 數位出版事業部

（請沿線對折寄回，謝謝！）

姓　名：____________ 年齡：________ 性別：□女 □男

郵遞區號：□□□□□

地　址：____________________

聯絡電話：（日）____________ （夜）____________

E-mail：____________________